告别

更年期综合征

饮食+理疗+中医调养

赵春杰　主编

责任编辑：郑建军

责任印制：李未圻

图书在版编目（CIP）数据

告别更年期综合征 / 赵春杰主编 . –– 北京：华龄
出版社 , 2020.12

ISBN 978–7–5169–1802–9

Ⅰ . ①告… Ⅱ . ①赵… Ⅲ . ①女性 – 更年期综合征 –
防治 Ⅳ . ① R711.75

中国版本图书馆 CIP 数据核字 (2020) 第 255993 号

书　　名：告别更年期综合征	
主　　编：赵春杰	

出版发行：华龄出版社

地　　址：北京市东城区安定门外大街甲 57 号	邮　　编：100011
电　　话：010-58122246	传　　真：010-84049572
网　　址：http://www.hualingpress.com	

印　　刷：河北松源印刷有限公司

版　　次：2021 年 5 月第 1 版　　2021 年 5 月第 1 次印刷

开　　本：710mm×1000mm　　1/16	印　　张：13

字　　数：200 千字

定　　价：68.00 元

第一章　正确认识女性更年期

第一节　探索女性更年期的秘密

什么是更年期 …………………… 2

更年期的三个阶段 ……………… 2

女性更年期的生理变化………… 3

更年期检查 ……………………… 6

第二节　中医学对女性更年期的认识

肾虚致病为本 …………………… 9

正虚致邪为继发 ………………… 9

情志影响为诱因 ………………… 9

第三节　如何预防更年期综合征

更年期的生活保健……………… 10

更年期的饮食保健……………… 11

更年期的心理保健……………… 13

第二章　平稳度过更年期从吃开始

第一节　鲜蔬菌菇常食用，让你安稳度过更年期这个"坎"

菠菜／平肝调经解热毒 ………… 16

茼蒿／行气解郁兼排毒 ………… 18

苋菜／清肝凉血又散瘀………… 20

大白菜／清热去烦调胃肠……… 22

黄花菜／解郁忘忧养容颜……… 24

黄瓜／清热除烦能消炎………… 26

莲藕／补益气血能止痛………… 28

苦瓜／清热消炎又降脂………… 30

荸荠／质嫩多津口感好………… 32

芹菜／清热除烦"芹"排毒…… 34

胡萝卜／养血美颜的"小人参"… 36

莴笋／增进食欲助睡眠………… 38

洋葱／扩张血管防血栓………… 40

土豆／和中益气健脾胃………… 42

南瓜／益气养颜防衰老………… 44

香菇／健胃益气又补虚………… 46

银耳／滋阴益气治烦热………… 48

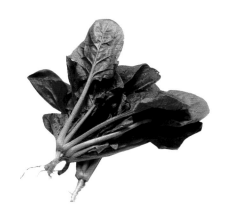

第二节　水果干果巧食用，远离病痛一身轻

樱桃 / 补血益气缓衰老…………… 50

金橘 / 化痰生津能解郁…………… 52

柚子 / 行气止痛降血脂…………… 54

木瓜 / 解痉止痛兼美肤…………… 56

西瓜 / 清热解暑润肌肤…………… 58

雪梨 / 润肺去燥助安眠…………… 60

苹果 / 健脾补气又安神…………… 62

花生 / 健脑益气防衰老…………… 64

板栗 / 补肾强腰抗衰老…………… 66

黑芝麻 / 养血益精补体质………… 68

核桃 / 补益调养助安眠…………… 70

第三节　五谷杂粮巧搭配，吃出健康和营养

小麦 / 养心安神调肠胃…………… 72

玉米 / 补钙抗衰皆有效…………… 74

红薯 / 补充能量治便秘…………… 76

小米 / 滋阴补血面色佳…………… 78

红豆 / 补血养颜降血脂…………… 80

黄豆 / 健脾补气血………………… 82

绿豆 / 清热解毒缓衰老…………… 84

黑豆 / 补肾壮骨延衰老…………… 86

薏米 / 清热祛湿又养颜…………… 88

荞麦 / 扩张血管又消炎…………… 90

第四节　肉蛋奶类开怀吃，让你更年期"更"有韵味

乌鸡 / 强筋健骨补虚劳…………… 92

鸭肉 / 滋阴利水清虚热…………… 94

猪蹄 / 补虚填精壮腰膝…………… 96

猪肝 / 补气养血安心神…………… 98

牡蛎肉 / 滋阴补肾强腰骨……… 100

甲鱼 / 滋阴补肾清虚热………… 102

淡菜 / 补益精血的"海中鸡蛋"… 104

龟肉 / 滋阴补血…………………… 106

海参 / 养血润燥补肾精………… 108

鹌鹑蛋 / 营养丰富易吸收……… 110

牛奶 / 强壮骨骼养心神………… 112

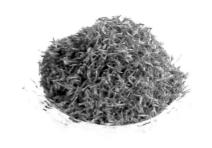

第三章 妙药良方——轻松度过更年期

第一节 补虚养血类中药材

黄芪 / 补气固表防感冒 ………… 116

西洋参 / 补气养阴清虚热 ……… 117

冬虫夏草 / 补肾益气安心神 …… 118

党参 / 健脾益肺补中气 ………… 119

山药 / 补益心脾缓衰老 ………… 120

当归 / 调补气血防衰老 ………… 121

熟地黄 / 滋阴补血控三高 ……… 122

何首乌 / 健脑益智缓衰老 ……… 123

桑椹 / 补血滋阴益肝肾 ………… 124

阿胶 / 补肝益血又滋阴 ………… 125

红枣 / 补气生血抗衰老 ………… 126

枸杞子 / 滋补肝肾又明目 ……… 127

玉竹 / 养阴润燥缓衰老 ………… 128

丹参 / 活血通经清心烦 ………… 129

红花 / 活血通经化瘀痛 ………… 130

益母草 / 活血调经又消肿 ……… 131

莲子 / 滋补脾肾安心神 ………… 132

第二节 行气消食类中药材

香附 / 行气解郁兼止痛 ………… 133

陈皮 / 行气导滞理肠胃 ………… 134

玫瑰花 / 行气解郁安心神 ……… 135

佛手 / 疏肝理气又止痛 ………… 136

山楂 / 活血化瘀可调经 ………… 137

茯苓 / 利水渗湿能宁心 ………… 138

第三节 养心安神类中药材

柏子仁 / 养心安神除虚烦 ……… 139

酸枣仁 / 宁心安神助调经 ……… 140

灵芝 / 镇静安神补心气 ………… 141

首乌藤 / 养血安神通经络 ……… 142

合欢皮 / 安神解郁治失眠 ……… 143

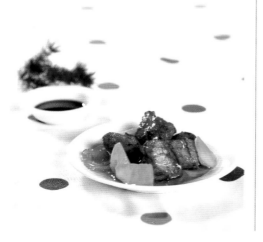

百合 / 清心安神除虚烦⋯⋯⋯ 144

合欢花 / 安神解郁健身心⋯⋯⋯ 145

远志 / 安神益智睡得香⋯⋯⋯ 146

蜂蜜 / 调经镇痛促安眠⋯⋯⋯ 147

第四节　清肝解郁类中药材

菊花 / 散风清热平肝阳⋯⋯⋯ 148

柴胡 / 疏肝解郁退烦热⋯⋯⋯ 149

茉莉花 / 理气解郁消紧张⋯⋯⋯ 150

天麻 / 平肝息风兼镇痛⋯⋯⋯ 151

白芍 / 平肝养血又止痛⋯⋯⋯ 152

罗布麻叶 / 平肝安神治头晕⋯⋯⋯ 153

代代花 / 理气宽胸疏肝郁⋯⋯⋯ 154

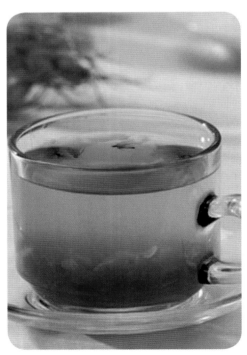

第四章　手到病除——穴位理疗更年期诸症

第一节　找准穴位的方法技巧

第二节　胸腹部穴位

带脉穴 / 调经止带祛湿邪⋯⋯⋯ 158

章门穴 / 利肝健脾促消化⋯⋯⋯ 159

期门穴 / 理气活血调经带⋯⋯⋯ 160

关元穴 / 固肾调经补元气⋯⋯⋯ 161

气海穴 / 行气散滞补元气⋯⋯⋯ 162

神阙穴 / 温经回阳健脾胃⋯⋯⋯ 163

子宫穴 / 调经理气止疼痛⋯⋯⋯ 164

第三节　腰背部穴位

心俞穴 / 理气宁心睡得安⋯⋯⋯ 165

肝俞穴 / 疏肝理气缓焦虑⋯⋯⋯ 166

脾俞穴 / 健脾和胃补气血⋯⋯⋯ 167

命门穴 / 固本温中调经带⋯⋯⋯ 168

肾俞穴 / 强腰利水补肾气⋯⋯⋯ 169

关元俞穴 / 调理下焦补元气⋯⋯⋯ 170

第四节　四肢部穴位

内关穴 / 宁心安神少抑郁⋯⋯⋯ 171

劳宫穴 / 清心安神治失眠⋯⋯⋯ 172

神门穴 / 调理气血安心神⋯⋯⋯ 173

血海穴 / 活血化瘀调经血·········· 174

足三里穴 / 健脾和胃调经带····· 175

阴陵泉穴 / 健脾利湿疗肥胖····· 176

复溜穴 / 滋阴清热补肾气·········· 177

三阴交穴 / 调补肝肾调经带····· 178

太冲穴 / 疏肝养血调经带·········· 179

公孙穴 / 健脾益胃解心烦·········· 180

照海穴 / 滋阴清热调经带········· 181

太溪穴 / 调补肾气清虚火········· 182

涌泉穴 / 益肾强腰，清利头脑··· 183

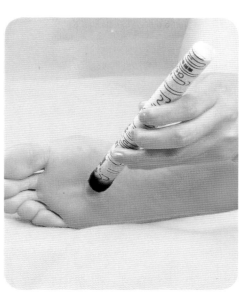

第五章　中医辨证治疗——让你远离更年期烦恼

肝肾阴虚型·················· 185

按摩疗法·················· 185

艾灸疗法·················· 186

肝气郁结型·················· 187

按摩疗法·················· 188

艾灸疗法·················· 189

刮痧疗法·················· 190

心肾不交型·················· 191

按摩疗法·················· 191

艾灸疗法·················· 193

刮痧疗法·················· 194

脾肾阳虚型·················· 195

按摩疗法·················· 195

艾灸疗法·················· 197

肾阴阳两虚型·················· 198

按摩疗法·················· 198

艾灸疗法·················· 199

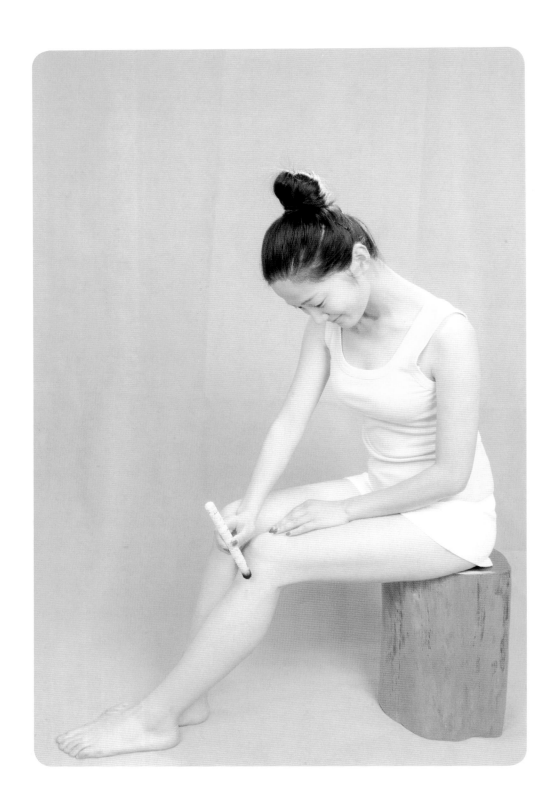

第一章

正确认识女性更年期

第一节 探索女性更年期的秘密

什么是更年期

女性更年期是指妇女由性成熟期转入老年期的一个过渡时期。一般在45～52岁，在这一时期，由于卵巢功能减退，机体一时不能适应，引起自主神经功能紊乱，从而90%以上的妇女都会出现一系列程度不同的症状，称为更年期综合征，如月经紊乱、阵发性面色潮红、头晕、心悸、失眠、多梦、抑郁、情绪波动、易激动、体重增加等。少数妇女症状较严重，以致影响生活与工作。

一般认为，卵巢功能衰退是引起更年期代谢变化和临床症状的主要因素。在这期间，随着年龄增长，卵巢功能开始衰退，卵泡分泌雌激素和孕激素的功能降低，以致下丘脑—垂体—卵巢轴活动改变。在绝经过渡期，孕激素首先降低到正常水平的1%左右，雌激素水平无规律波动造成绝经症状。妇女绝经后，雌激素的水平下降到绝经前正常水平的20%左右。当雌激素减少到不能刺激子宫内膜时，月经即停止来潮，第二性征逐渐退化，生殖器官慢慢萎缩，其他与雌激素代谢有关的组织，同样出现萎缩现象。如内分泌失调、骨质疏松、精神神经症状、心血管疾病、乳腺癌、老年性阴道炎等。

更年期的三个阶段

现实当中有不少人认为，更年期就是指绝经期，其实这是含义完全不同的两个医学概念。更年期是指妇女从性腺功能衰退开始至完全丧失为止的一个转变时期；而绝经则仅仅是指月经绝止不行。也就是说，虽然绝经是更年期的明确标志，但它只是更年期中的一个里程碑，并不包括更年期的全部过程。更年期包括绝经前期、绝经期、绝经后期。

绝经前期

从38～40岁开始，卵巢功能开始减退，虽然月经能正常来潮，但多为无排卵周期。月经周期延长而且不规则，月经量逐渐减少。

绝经期

绝经前期过后，就步入绝经期。绝经期表现为月经停止。一般认为年龄超过45岁，停经已达12个月，即为自然绝经。绝经年龄因人而异，一般为 45 ～ 55 岁。

绝经后期

绝经后期是月经停止后，卵巢功能完全消失的时期，也是进入老年期之前的阶段。

女性更年期的生理变化

精神、神经症状

更年期妇女往往有忧虑、抑郁、易激动、失眠、好哭、记忆力减退、思想不集中等，有时喜怒无常，类似精神病发作。

雌激素、孕激素变化

更年期女性卵巢分泌功能开始衰退，雌、孕激素分泌紊乱或减少，经期缩短或延长，经量减少，或数月一次月经。此时黄体形成不佳，孕激素水平和雌激素水平都逐渐下降，月经停止来潮，出现绝经。此时，雌酮（E1）水平比雌二醇（E2）高，卵巢分泌雄激素的功能增加。

月经变化

月经周期节律改变：绝经前月经周期间隔会延长，可长达 2 ～ 3 个月没有月经，几个月后又恢复正常，这种不规则的停经与行经交替出现，可持续 1 ～ 2 年。但也有相反的情况，如月经周期变短等。

经血的变化：经血血色变淡，呈粉红色，并有小血块及纤维性碎片。血量有时减少，有时反而增多，甚至伴有大出血。

伴随症状显著：月经前后有少量出血，经期前会出现头痛或乳房胀痛，甚至在月经来潮时这些症状也不减轻。

皮肤变化

更年期女性皮肤受下丘脑—垂体—性腺轴中激素分泌失衡影响可能出现异常表现，如神经性皮炎、痒疹、黄褐斑、黑变病等，情绪变化加重皮肤症状。更年期女性皮肤所含的水分也比年轻人少，因而更年期女性的皮肤易干燥。更年期后皮肤的汗腺逐渐萎缩，分泌减少，影响皮肤的湿度；皮脂腺的分泌减少，使皮肤失去滋润。更重要的是，随着年龄的增长，皮肤血管收缩，对皮肤各种营养物质的供应均不如年轻人通畅。

心血管症状

阵发性潮红及潮热，即突然感到胸部、颈部及面部发热，同时上述部位皮肤呈片状发红，然后出汗、畏寒，有时可扩散到脊背及全身，历时数秒到数分钟。发作次数不定，每日数次至数十次，时热时冷，影响情绪、工作及睡眠，常使患者感到十分痛苦。潮红的原因说法不一，有认为是持续性雌激素低水平使血管扩张所致。突然血管扩张使皮肤血流加速而发生潮红。更年期妇女亦可出现短暂性高血压，以收缩压升高为主且波动较明显，有时伴心悸、胸闷、气短、眩晕等症状，这些变化主要是由于血管舒缩功能失调所致。

骨及关节症状

更年期妇女往往有关节痛的表现，一般多累及膝关节。一方面，由于雌激素下降，骨质吸收加速，导致骨质疏松。另一方面，更年期妇女活动量减少，对骨骼机械性压力减弱，骨质吸收速度较骨的生长速度快，造成骨质疏松，临床表现腰背痛。

乳房变化

女性到了更年期，乳房会出现松弛和萎缩，软而下垂，乳腺及乳部脂肪明显减少。

体形变化

由于基础代谢日益降低，体力活动相对减少，皮下脂肪多在下腹、臀、髋、腰、大腿等处堆积；加之乳房变化，女性的身体曲线发生改变，显得有些臃肿。

外阴的变化

更年期女性外阴部的皮肤逐渐变薄，皮下脂肪减少，阴阜上的阴毛稀少，变为灰白，小阴唇、阴蒂缩小，腺体分泌减少，阴道口缩窄。

阴道变化

阴道黏膜萎缩、变薄、弹性降低而变得脆弱，受外力易发生出血；糖原分泌减少，阴道酸度减少，有利于其他细菌的生长；阴道液体减少，润滑作用减弱。

子宫、卵巢变化

子宫颈肌层退化，黏膜萎缩，宫颈变小，分泌物减少。子宫体肌肉退化，子宫逐渐变小，子宫内膜由于卵巢功能衰退而萎缩，月经停止。由于更年期雌激素缺乏，骨盆底组织松弛萎缩，肌力减弱，发生子宫脱垂及阴道前、后壁膨出，容易出现阴道下坠感、腰酸、排便不畅或尿失禁等症状。卵巢及输卵管萎缩变小。60岁以后卵巢重量减半，表面光滑，卵泡大多闭锁。

容易发生心血管疾病

更年期女性由于体内的雌激素减少，血液中的胆固醇、低密度脂蛋白、甘油三酯升高，高密度脂蛋白下降，使动脉血管腔狭窄、变硬，从而发生动脉粥样硬化、冠心病、心肌梗死及脑卒中等。

容易发生牙齿脱落

牙周炎、口腔卫生不良和全身骨质疏松是牙齿脱落的重要原因。患有骨质疏松症的女性下颌骨骨量减少，容易发生疏松，导致牙槽萎缩、变薄，从而发生牙齿脱落。

女性更年期综合征自我诊断评定表

症状	加权系数	无（0分）	轻（1分）	中（2分）	重（3分）	得分
潮热出汗	4	无	＜3次／日	3～9次／日	≥10次／日	
失眠	2	无	偶尔	经常，用安眠药有效	影响工作生活	
烦躁易怒	2	无	偶尔	经常，能克制	经常不能克制	
忧郁多疑	1	无	偶尔	经常，能克制	失去生活信念	
性交困难	2	无	偶尔	性交痛	性欲丧失	
关节肌痛	1	无	偶尔	经常，不影响功能	功能障碍	
眩晕	1	无	偶尔	经常，不影响生活	影响日常生活	
乏力	1	无	偶尔	上四楼困难	影响日常生活	
头痛	1	无	偶尔	经常，能忍受	需治疗	
皮肤感觉异常	2	无	偶尔	经常，能忍受	需治疗	
泌尿系统症状	2	无	偶尔	＞3次／年	＞1次／月	
心悸	1	无	偶尔	经常，不影响生活	需治疗	

合计（总评分）

说明：评分：每项所得四级评分 × 该项加权系数后之和。分级：＞35分为重度，20~35分为中度，＜20分为轻度。

更年期检查

一般检查

一般检查包括体温、脉搏、呼吸、血压、体重、神志、精神状况、体态（肥胖、消瘦、有无恶性病变等）、第二性征发育情况、皮肤、淋巴、甲状腺、心、肝、肺等情况。

妇科检查

妇科检查又称盆腔检查。其内容包含外阴部检查、阴道窥器检查、双合诊、三合诊、肛腹诊检查。宫颈检查、子宫及附件检查可了解有无排卵及黄体情况。更年期后妇女肿瘤的发生率增高，定期检查妇科，可以达到早期防治肿瘤的目的。

基础体温测定

基础体温测定是指较长时间（6～8小时）睡眠，醒后尚未起来活动所测得的体温，反映了机体静息状态下的能量代谢水平，故又称静息体温，可以间接反映卵巢功能。发育成熟妇女的基础体温，于月经周期的前半期稍低，一般在36.3～36.5℃，排卵期最低，排卵后由于孕激素的升温作用，可使基础体温较排卵前升高0.3～0.5℃，至月经前1～2天或月经第1天下降。因此，正常月经周期基础体温呈双相曲线。而异常月经则表现为以下几种情况。

（1）无排卵型功血：基础体温呈单相型。

（2）黄体功能不全：基础体温呈双相型，但上升缓慢，黄体期较短。

（3）黄体萎缩不全：基础体温呈双相型，但体温下降延迟或逐渐下降。

女性激素测定

女性激素测定包括尿促卵泡激素、雌二醇、黄体生成素、睾酮、催乳素、黄体酮这几项指标，其中尿促卵泡激素、雌二醇、黄体生成素、睾酮是判断是否进入更年期、更年期分期、度过更年期的关键性检查。在月经周期的不同阶段检测意义不同，请在医师的指导下进行。

（1）尿促卵泡激素：脑垂体分泌的激素之一，垂体主要通过尿促卵泡激素来调节卵巢的功能。更年期初期，卵巢刚刚有些"力不从心"，脑垂体就迅速做出反应，使尿促卵泡激素分泌增加，刺激卵巢产生较多的雌激素。故早期更年期患者会有尿促卵泡激素增高，但随着绝经后逐渐下降。

（2）雌二醇：女性进入更年期后，卵巢功能逐渐衰退，雌激素的产生也明显下降，表现为雌二醇水平低下。

（3）黄体生成素：更年期女性由于卵巢功能减退，雌激素分泌减少，解除了对下丘脑的负反馈，故血清中黄体生成素升高。

（4）睾酮：是一种类固醇激素，

为雄激素，主要由男性的睾丸或女性的卵巢分泌，有增强性欲、增强力量、增强免疫功能、对抗骨质疏松症等功效。女性绝经后，随着卵巢功能衰竭，睾酮水平下降。

妇科 B 超

B 超检查主要是看子宫内膜的厚度。绝经后，子宫内膜失去了卵巢激素的滋润，日渐菲薄，B 超提示子宫内膜厚度小于等于 0.5 厘米，B 超检查同时还可发现可能存在的肌瘤、子宫内膜息肉、卵巢囊肿等疾病。当然，如果绝经时间不足 1 年，子宫内膜厚度超过 0.5 厘米也大可不必惊慌，也许过不了几天月经就会来潮。

子宫内膜活检

用一金属或塑料的细管，通过子宫颈进入子宫腔，管子前后左右移动，同时在外端进行抽吸，吸出并收集子宫内膜组织，送实验室检查。通常可明确有无排卵、判断黄体功能、确诊异常出血的原因。检查前三天禁止性交；做完检查后 1 ~ 2 周内不要性交；活检检查后最少需要间隔半月再同房，避免发生炎症感染。

阴道 B 超检查

阴道 B 超使用的是高频探头，功能较强，可清晰观察盆腔器官及细小病变，并能探测到子宫、卵巢血流情况。这种方法不需要憋尿，且由于接近子宫和卵巢，图像清晰，分辨率高，因此，检查结果较准确。但此种方法不适宜有出血者，如更年期阴道不规则出血；亦不适宜有传染病者，如阴道炎、性病及其他的宫颈疾病、阴道疾病及一些外阴疾病者。

阴道细胞涂片检查

利用阴道上皮对雌激素的敏感性改变，而脱落细胞的形态又能反映体内雌激素浓度的特点，阴道细胞涂片检查已经成为重要的内分泌检查方法之一。如果表 / 中层细胞的比例是 40 ∶ 60，那么雌激素的影响较轻。如果比例是除表层细胞和中层细胞比例下调外，还有底层细胞，就说明雌激素影响低落。

宫颈 TCT 刮片

用宫颈管刷伸入宫颈外口和宫颈管内，旋转 5 ~ 6 周，收集宫颈外口和宫颈管内的脱落细胞。TCT 宫颈防癌细胞学检查对宫颈癌细胞的检出率为 100%，同时还能发现部分癌前病变及微生物感染如真菌、滴虫、病毒、衣原体等。

宫腔镜检查

宫腔镜检查是用一根很细的镜子通过人体的天然孔道（经阴道、子宫颈）放入子宫腔内观察内膜内的病变及宫腔内占位性病变。宫腔镜检查可以直观地发现各种异常子宫出血、子宫黏膜下肌瘤、子宫内膜息肉等病变。

乳腺B超

乳腺B超被中华医学会推荐为首选检查方法。可以了解乳房肿物的有无、大小、囊实性、血液供应情况，有助于对肿瘤性质的判断。属于非创性检查，可以动态观察肿物大小变化。但超声检查有时会出现假阳性，对小于1厘米的肿块确诊困难。

乳腺钼靶检查

常用钼靶X线摄影术和干板静电摄影术。钼靶X线的穿透性较弱，故便于区别乳房内各种密度的组织，可发现较小的肿块，并能清晰地观察其形态和结构。这是国外发达国家40岁以上女性的常规普查项目，对早期无肿块的导管瘤和小的钙化灶的诊断优于B超。因属放射检查，一般每年复查一次。

骨密度检查

骨密度检查对于各种原因所致骨质疏松症，灵敏度高，诊断率高。骨密度检查有助于协助诊断骨质疏松症。不同的骨密度检查方法可以测量不同部位的骨密度，如髋部、脊椎、腕部、手指、胫骨及足跟等。

血脂检查

伴随着更年期内分泌的紊乱，妇女体内的血脂会有明显的变化，对心血管系统有保护作用的高密度脂蛋白下降，而起有害作用的低密度脂蛋白上升，患冠心病和脑卒中的机会也大大增加，严重影响晚年的生活质量。而及早检查发现后通过控制饮食、增加运动，辅以适当药物，定期复查血脂等，可以明显改善预后。

血清无机元素检查

血清无机元素检查包括血清钾、钙、磷等无机元素的测定，是更年期高血压、骨质疏松等的辅助检查，也作为更年期饮食指导的风向标。

贫血化验检查

贫血化验检查血红蛋白量或出血、凝血时间，必要时检查血清无机元素指标，以确定贫血程度，排除血液病。

诊断性刮宫

诊刮分一般诊刮和分段诊刮。一般诊刮，适用于内分泌异常需了解子宫内膜变化及对性激素的反应、有无排卵、有无结核等症。分段诊刮指操作时先刮颈管再刮宫腔，将刮出物分别送病理检查，适用于诊断子宫颈癌、子宫内膜癌及其他子宫恶性肿瘤，并可了解癌灶范围。

第二节 中医学对女性更年期的认识

对于更年期综合征的病因病机，中医和西医的看法不太一样。那么，中医是怎样解释更年期综合征的病因病机的呢？中医认为本病多由于年老体衰、肾气虚弱或多生育、精神情志等因素的影响，使阴阳失去平衡，引起心、肝、脾、肾等脏腑功能紊乱所致。而肝肾阴虚，阳失潜藏，亢逆于上，是更年期综合征的主要病机。

肾虚致病为本

《素问·上古天真论》曰："女子七岁，肾气盛，齿更发长；二七而天癸至，任脉通，太冲脉盛，月事以时下，故有子；三七肾气平均，故真牙生而长极；四七筋骨坚，发长极，身体盛壮；五七阳明脉衰，面始焦，发始堕；六七三阳脉衰于上，面皆焦，发始白；七七任脉虚，太冲脉衰少，天癸竭，地道不通，故形坏而无子也。""肾气""天癸"是中医学论述人体生殖生长发育至衰老最为精辟的理论。认为人的衰老与肾气盛衰有密切关系，妇女从40岁开始进入了肾气渐衰、冲任脉虚、天癸渐竭至绝经的过渡阶段。此时若素体阴虚或失血过多、久病大病暗耗阴液，出现肾阴不足、阳失潜藏，或素体阳虚，过食寒凉，损伤阳气，则肾阳虚衰，病久则肾阴阳二虚，脏腑经络失去濡养，功能失调，阴阳失于和谐，产生一系列症状。

正虚致邪为继发

更年期妇女肾之阴阳俱衰，则其他脏腑必受其累，导致脏气偏胜偏衰，功能失调；或肾阴不足、肝失濡养，肝阳上亢；或肾阳不足，脾失温煦，气不化水，水湿停聚；或蕴湿化痰，痰浊上蒙清窍；或痰热互结，上扰头目，或肝郁脾虚，气滞瘀阻等产生虚实夹杂、寒热错综的病症，即更年期综合征。

情志影响为诱因

由于家庭、社会环境的变化，人际关系的变动等均可诱发精神情绪的变动，太过则五志过极化火，不及则气机失于调畅、气滞血结等。气机为七情所伤，气血失于和谐，影响脏腑功能的正常运行。

总之，中医认为，对于更年期综

合征，肾虚致病为本，正虚致邪为继发，情志影响为诱因，三者密切相关，可以同时作用于机体，产生病症。

第三节 如何预防更年期综合征

更年期综合征症状轻的患者，往往在不知不觉中度过，而症状严重的患者将会影响工作、生活，尤其是有精神神经心理症状的患者，内心十分痛苦，以致有轻生的念头，因此预防更年期综合征的发生，及时求医显得十分重要。

更年期的生活保健

正确认识，稳定情绪

更年期的来临乃不可逆转的自然发展规律，应该泰然处之。不少妇女惴惴然想得太多，以致人未老而心先老。心老可怕，徒然自寻烦恼，尤其是性格内向的妇女，易于导致抑郁、颓丧、紧张焦虑、喜怒无常，不能如常生活，反而伤害自己，加速衰老。未退休的，坚守岗位，努力工作；已退休的，积极投入社会组织与活动，发挥余热。

调整饮食，增加活动

随着年龄的增长，基础代谢逐渐下降，热能需要减少，所以膳食必须合理调整。否则摄入热能过多，势必导致肥胖和高血脂而诱发冠心病。

若以 20 ～ 39 岁的热能摄入为标准，则 40 ～ 49 岁应减少 5％，50 ～ 59 岁应减少 10％。另外，碳水化合物应占每日总热量的 55％ ～ 60％，以谷类为主，限制甜食；脂肪摄入应控制在 30％ 以下，并以植物油为主，应有一定数量的瘦肉、鱼类和蛋类等动物蛋白，适当补充豆制品，多食新鲜蔬菜和瓜果。至于食盐应控制在每日 5 克以下。

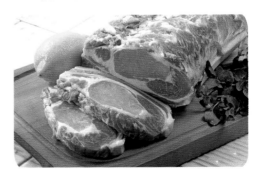

运动不仅能增加热能消耗，促进机体代谢、增强体质，且能降低血胆固醇和甘油三酯，提高血液中高密度脂蛋白的含量，从而增强机体防御动脉粥样硬化的能力。此外，还能刺激成骨细胞，使骨组织增加，防止骨质疏松。更年期妇女平时要加强锻炼，但要量力而行，循序渐进。

注意卫生，定期检查

进入更年期后，阴道黏膜缺乏雌激素的刺激和支持，变得菲薄，上皮细胞内糖原量减少，阴道酸性降低，局部抵抗力削弱，易受致病菌感染，故需特别注意阴部清洁卫生。虽然月经失常是更年期间的必然现象，也要注意其他妇科病，特别是妇科肿瘤的可能，因此，为防万一，应每隔 3 ~ 6 个月做一次妇科检查。倘若月经周期紊乱之外，经量增多或经期延长，及时就诊，以免失血过多，导致贫血。

勿盲目用药

轻微症状一般不需要服药，如症状严重一定要在医生指导下适当用药切忌自行滥用、错用药物而损害健康。对精神紧张、焦虑不安者可遵医嘱服用适量镇静剂，如安定、氯丙嗪等、中药养血安神糖浆、补心丹、朱砂安神丸等可安定情绪，保证睡眠。对少数症状严重的可遵医嘱适当服用性激素，如己烯雌酚或尼尔雌醇片，或加服甲睾酮，服法和剂量均应严格按照医嘱。

更年期的饮食保健

适当的更年期的饮食保健对改善身体的不适症状，改善不良的精神状态，延缓衰老及防治各种疾病都将获得较好的效果。

增加蛋白质类食品

在人体所必需的 20 多种氨基酸中有 8 种是人体不能自己合成的，需要在食物中获取，特别是瘦肉、牛奶、鸡蛋、鱼类和大豆中获得。这类食物可消除紧张、失眠、盗汗等症状，可以有效缓解更年期不适。

适量摄取碳水化合物

碳水化合物是提供热量的来源，过剩则转化为脂肪储存起来。应减少其摄入量，以谷类为主，限制甜食，一般摄入谷类食物每日 250 ~ 400 克为宜；多食新鲜蔬菜和瓜果，蔬菜每日 300 ~ 500 克，水果每日 200 ~ 400 克。

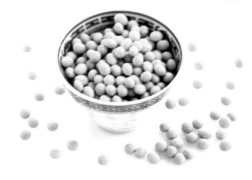

增加膳食纤维摄入量

膳食纤维摄入量每日 20 ~ 30 克。粗细粮应该搭配食用，如将粗粮、杂粮和全谷物食品搭配起来，最好能达到每日 50 ~ 100 克，每周食用 5 ~ 7 次。许多富含纤维的蔬菜，如豆芽、萝卜、芋头、海藻、叶菜类、土豆、黄瓜、青椒等，有助于消化液分泌，增加肠胃蠕动，促进胆固醇的排泄。

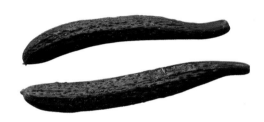

补充含维生素类食物

维生素存在于乳类、蛋、肉、豆类、水果、粮食、鱼等食物中。多吃高维生素食物，如含 B 族维生素的糙米、豆类等，这些食品对维持神经系统的正常功能，减轻疲倦、失眠症状，促进消化吸收都有作用。此外，白菜、油菜、芹菜、西红柿、柑橘、山楂以及皮蛋和动物肝脏也含有丰富的维生素 A、维生素 C。

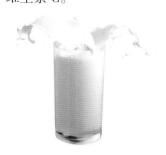

增加微量元素类食物

对月经频繁、经血量多引起贫血者，可选择含铁丰富的食物，如猪肝、鸡蛋、瘦肉、豆类，并可选用具有健脾、益气、补血的食物，如红枣、桂圆、黑豆、黑芝麻、枸杞子、红豆等。由于 25% 的更年期妇女患有骨质疏松、骨蛋白和骨钙缺失，补充钙类食物非常有必要。乳类含钙最丰富，又极易被吸收利用。养成每日饮用 1 ~ 2 杯奶的习惯对防止更年期骨折很有帮助。含硼丰富的食物，可减少绝经期妇女体内钙的流失，减慢阴道萎缩的进度和骨质疏松。含硼丰富的食物有苹果、花生、核桃、瓜子、葡萄干、豇豆荚以及绿色蔬菜等。缺锌可影响人的性格行为，引起抑郁，情绪不稳，锌在动物性食品中含量丰富，且易被吸收，应适当多食。

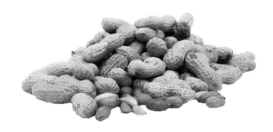

忌烟、酒和咖啡

另外，在更年期饮食保健中，忌烟、酒和咖啡，特别是常喝白酒或酗酒会影响神经、循环、消化和呼吸系统，可加重更年期综合征的不适症状。

茶和咖啡都含有咖啡因，能兴奋大脑皮质，虽能振奋精神，但都影响睡眠。因此，饮茶和咖啡切忌过浓、过量。此外，为减轻更年期症状，更年期饮食保健还应避免吃过咸的食物和辛辣刺激性食物。

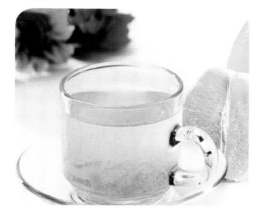

更年期的心理保健

女性进入更年期，生理和社会角色都发生了改变，出现心理变化是在所难免的，重要的是如何很好地调适，正确认识更年期，接受即将进入老年的现实，快乐、健康地生活下去。

女性更年期心理变化

焦虑心理：这是更年期常见的一种情绪反应，常常由于很小的刺激而引起大的情绪波动，爱生气和产生敌对情绪，精神分散难以集中。

悲观心理：由于到了更年期之后常有一些症状出现，这些症状虽然没有大的影响，可是常因这些症状的产生感到顾虑重重，甚至任何一点不舒服就怀疑自己疾病非常严重，甚至情绪消沉，怕衰老，担心记忆力减退，思维零乱或者喜欢灰色的回忆，即回忆生活中一些不愉快的事。还有人过分夸大自己过去的过错，回忆起以往愧对于别人的小事，心中感到无限悔恨。有些妇女在绝经后，想到生育能力丧失，性欲也会减退。卵巢功能的衰退会失去女性特有的魅力，因此常有恐惧感。

个性及行为的改变：这些改变表现为多疑、自私、唠唠叨叨、遇事容易急躁甚至不近人情。无端的心烦意乱，时而兴奋，时而伤感，也有的孤独、绝望，在单位和社会交往中人际关系往往不够协调。

心理状态调整

正确认识更年期的身心反应，保持精神愉快：更年期将至的人应该及时掌握有关更年期的心理知识，认识到更年期的到来是生命的自然规律，正确对待更年期的某些生理和心理变化，保持乐观的情绪和愉快的心境。出现了生理或心理方面的症状都应主动求医，积极配合治疗，以防生理症状和心理症状相互影响。保持乐观情绪，对生活充满信心和追求，其中枢神经系统就会常常处于兴奋状态，有利于刺激性激素的分泌，从而保持青春的活力和女性的妩媚，更年期的不适症状也会随之减轻和消失。

提高自己的自我调节和自我控制能力：更年期的身心变化，容易使个体产生情绪不稳、烦躁不安，而这些心理反应又会导致或伴随生理反应，从而形成恶性循环。因此，必须学会和提高自我调节及自我控制的能力。

尽量避免不良刺激：进入更年期后人的心理相对来说比较脆弱，受刺激后易发生较大的心理障碍。有资料表明，在更年期出现的精神异常患者中，有 2/3 的人在发病前遭受到不同程度的精神刺激。因此，改善不良环境，避免不良刺激，是更年期心理保健的一项重要措施。

合理安排生活，劳逸结合：保持良好的生活习惯，睡眠要充足。多参加有意义的社会或娱乐活动，维护良好的人际关系。

适当锻炼：进入更年期后，有不少人，特别是脑力劳动者喜欢安静，不愿运动，这对健康是很不利的。适当的体育锻炼和体力活动，不仅可以促进新陈代谢，活跃脏器功能和增强体质，而且能对抗焦虑、忧郁、烦躁等不良情绪，有利于保持生理和心理健康。

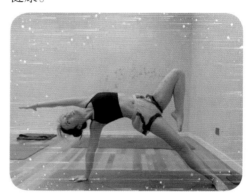

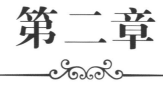

第二章

平稳度过更年期从吃开始

第一节　鲜蔬菌菇常食用，让你安稳度过更年期这个"坎"

菠菜

平肝调经解热毒

别　　名	菠棱菜、赤根菜、波斯草。
性味归经	味甘辛，性凉；归肠、胃经。
建议食用量	每餐 100～250 克。

营养成分

蛋白质、碳水化合物、粗纤维、灰分、胡萝卜素、维生素 E、硫胺素、核黄素、烟酸、钙、磷、铁等。

缓解更年期功效

菠菜富含铁，是缓和的补血滋阴之品，对更年期虚热之症尤其适合。所含的维生素 E，能抗衰老，美容养颜，可减缓更年期雌激素减少带来的衰老之征。

良方妙方

1. 高血压：鲜菠菜放沸水中略烫数分钟，以麻油拌食，每日 2 次。

2. 口干咽燥、血液胆固醇增高：菠菜根适量，煎汤常服。

3. 习惯性便秘：鲜菠菜 250 克，开水煮几分钟捞出，用香油拌食。

食用功效

菠菜中所含的微量元素，能促进人体新陈代谢，增强身体免疫功能。大量食用菠菜，可降低中风的危险。菠菜提取物具有促进培养细胞增殖的作用，既抗衰老又能增强青春活力。我国民间以菠菜捣烂取汁，每周洗脸数次，连续使用一段时间，可清洁皮肤毛孔，减少皱纹及色素斑，保持皮肤光洁。

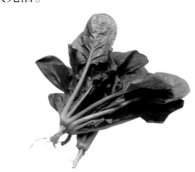

注意事项

生菠菜不宜与豆腐共煮，以免妨碍消化影响疗效，将其用沸水焯烫后便可与豆腐共煮。

经典论述

《食疗本草》："利五脏，通肠胃热，解酒毒。"

养生食谱

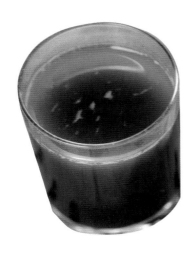

◆ 菠菜果仁

主　料：菠菜 200 克，花生米 200 克。

调　料：盐、味精各 2 克，陈醋 3 毫升，香油 1 毫升。

做　法：

1. 将菠菜清洗干净焯水，切段放入容器中。

2. 花生米炸熟晾凉，放入盛菠菜的容器中。

3. 加盐、味精、陈醋、香油拌匀即可。

◆ 西红柿菠菜汁

主　料：菠菜 2 棵，西红柿 1 个。

调　料：蜂蜜适量。

做　法：

1. 菠菜洗净，焯熟，切成小段。

2. 西红柿洗净，切小块。将菠菜、西红柿倒入榨汁机，加凉开水搅打成汁，调入适量蜂蜜即可。

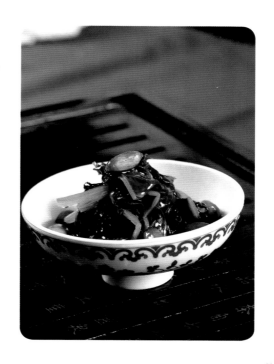

茼蒿

行气解郁兼排毒

别　　　名　蓬蒿、蒿菜、菊花菜。

性味归经　味甘、涩，性温；归肝、肾经。

建议食用量　每餐100～200克。

营养成分

蛋白质、糖类、粗纤维、胡萝卜素、多类维生素、烟酸、钾、磷、钙、铁，还包含丝氨酸、苏氨酸、丙氨酸等多类氨基酸和天冬素、挥发油、胆碱等成分，其中铁、钙含量比较多。

缓解更年期功效

茼蒿气味辛香，所含挥发油能健胃消食、行气宽中、缓解紧张情绪。富含维生素、膳食纤维素，能帮助更年期排毒养颜、润肠通便。

良方妙方

1. 便秘：茼蒿250克每日煮吃。

2. 高血压：茼蒿200克洗净、切碎、捣汁，温开水送服，每服1杯，日服2次，或与菊花脑各60克，水煎服。

3. 烦热头晕，睡眠不安：鲜茼蒿、菊花嫩苗各100～150克。水煎服。

食用功效

茼蒿含有丰富的维生素和矿物质，可以养心安神、降压补脑、清血化痰、润肺补肝、稳定情绪、防止记忆力减退。

茼蒿中含有多种氨基酸及较多的钾、钙等矿物质，能调节体液代谢、通利小便、消除水肿。

常吃茼蒿，对咳嗽痰多、脾胃不和、记忆力减退、习惯性便秘均有较好的疗效。而当茼蒿与肉、蛋等共炒时，则可提高其维生素A的吸收率。将茼蒿炒一下，拌上芝麻油、味精、精盐，清淡可口，最适合冠心病、高血压患者食用。

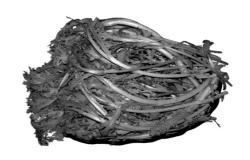

注意事项

《得配本草》："泄泻者禁用。"

经典论述

1.《千金·食治》："安心气，养脾胃，消痰饮。"

2.《滇南本草》："行肝气，治偏坠气疼，利小便。"

3.《得配本草》："利肠胃，通血脉，除膈中臭气。"

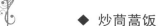

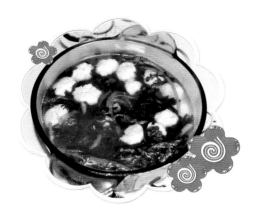

◆ 炒茼蒿饭

主　料：茼蒿、腊肉、糯米各适量。

调　料：食用油、盐各适量。

做　法：

1. 提前浸泡糯米；将茼蒿洗净，挤出涩汁，切成末；腊肉切丁。

2. 锅坐火上，热油放入肉丁，爆炒1分钟左右，放入茼蒿翻炒。

3. 炒好后与糯米放一起，加盐，搅拌均匀，放进蒸锅内蒸90分钟左右即可。

◆ 蒿蛋白饮

主　料：茼蒿250克，鸡蛋3枚。

调　料：香油、盐各适量。

做　法：

1. 将茼蒿洗净，鸡蛋打破取蛋清。

2. 茼蒿加适量水煎煮，快熟时，加入鸡蛋清，煮片刻，调入香油、盐即可。

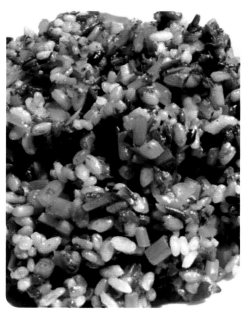

苋菜

清肝凉血又散瘀

别　　　名　青香苋、红苋菜、红菜。

性味归经　味微甘，性凉；归肺、大肠经。

建议食用量　每餐50～100克。

营养成分

蛋白质、脂肪、无机盐、糖、粗纤维、多种维生素、钙、铁等营养成分，其中叶和种子含有高浓度赖氨酸，可补充谷类食物中氨基酸的组成缺陷。

缓解更年期功效

苋菜性味甘凉，能补气、除热，通九窍，有清热解毒、收敛止泻的功效。其含钙量是菠菜的2～3倍，可强壮骨骼，防止肌肉痉挛。含铁也较丰富，民间一向视其为补血佳菜，常食还能增强体质，故又有补血菜、长寿菜之称。

良方妙方

1. 痢疾：苋菜叶60克，水煎服。

2. 牙痛：苋菜根晒干，烧存性，为末揩之，再以红灯笼草根煎汤漱口。

3. 乳糜尿：红苋菜籽炒至炸花，研成细末。每服10克，糖水送服，每日3次。

4. 淋症：苋菜90克，煮猪肉吃，久则有效。

5. 漆疮瘙痒：苋菜煎汤洗之。

食用功效

苋菜能补气、清热、明目、滑胎、利大小肠，且对牙齿和骨骼的生长可起到促进作用，并能维持正常的心肌活动，防止肌肉痉挛。还具有促进凝血、增加血红蛋白含量并提高携氧能力、促进造血等功能。也可以减肥清身，促进排毒，防止便秘。

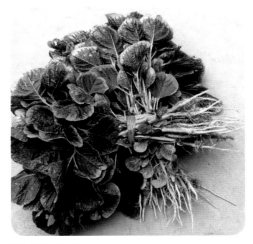

注意事项

慢性腹泻、脾弱便溏者慎服。

经典论述

1.《随息居饮食谱》："苋通九窍。其实主青盲明目，而苋字从见。"

2.《本草衍义补遗》："苋，下血而又入血分，且善走，与马齿苋同服下胎，妙，临产者食，易产。"

3.《滇南本草》："治大小便不通，化虫，祛寒热，能通血脉，逐瘀血。"

养生食谱

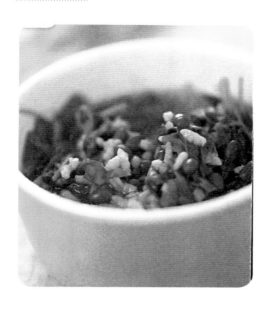

◆ 红苋菜山药汤

主　料：红苋菜 150 克，山药 100 克。

调　料：姜丝、葱丝、盐、味精、胡椒粉各适量。

做　法：

1. 红苋菜洗净，切段。

2. 山药洗净，去皮切菱形片。

3. 锅置火上，倒入适量水烧开，放入山药片煮熟后捞出，另换凉水再放入山药，加入调料烧开，放入红苋菜、姜丝、葱丝、盐、味精、胡椒粉煮熟即可。

◆ 苋菜香米粥

主　料：香米 60 克，红豆 40 克。

辅　料：苋菜 40 克。

调　料：姜丝、葱丝、盐、味精、胡椒粉各适量。

做　法：

1. 香米、红豆分别淘洗干净。

2. 苋菜洗净，切小段。

3. 锅置火上，加入适量水，放入红豆煮 15 分钟，再放入香米煮 20 分钟至稠，加入苋菜段、姜丝、葱丝、盐、味精、胡椒粉搅匀即可。

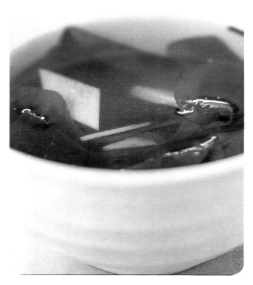

大白菜

清热去烦调胃肠

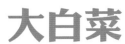

别　　　名	白菜、结球白菜。
性味归经	味甘，性平、微寒；归肠、胃经。
建议食用量	每餐 100 ~ 200 克。

营养成分

蛋白质、脂肪、碳水化合物、粗纤维、灰分、胡萝卜素、维生素 B_1、维生素 B_2、烟酸、维生素 C、钙、磷、铁、钾、硅、钠、镁、锌、硒等。

缓解更年期功效

白菜富含维生素、微量元素等，能增加血容量，提高肝脏解毒能力，加快带走有害物质，减少更年期带来的潮热、烦躁、口苦咽干等不适。富含植物纤维，能润肠排毒，减少脂肪的吸收，还能促进人体对动物蛋白质的吸收。

良方妙方

1. 感冒：干白菜根 1 块，红糖 50克，生姜 3 片，水煎服。

2. 腮腺炎：白菜根 2 个，1 个煎水内服，1 个捣烂外敷，每日换 1 次。

3. 青光眼：白菜 250 克，薏苡仁30 克，煮熟后吃菜（连薏苡仁）喝汤，每日 2 次。

食用功效

白菜中的有效成分能降低人体胆固醇水平，增强血管弹性，可以有效预防动脉粥样硬化和某些心脑血管疾病。大白菜含有丰富的膳食纤维，不仅能促进胃肠蠕动，还具有降低血糖的功效。秋冬季节空气特别干燥，寒风对人的皮肤伤害极大，大白菜中含有丰富的水分和维生素，可以起到护肤养颜的效果。大白菜中还含有对人体有用的硅元素，能够将人体中超标的铝元素转化为硅铝酸盐排出体外，可预防智力衰退、老年痴呆症等。

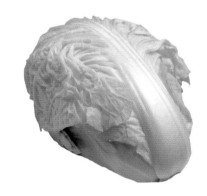

注意事项

《滇南本草》："多食发肤痒，胃寒。"

经典论述

1.《滇南本草》："性微寒，味微酸，走经络，利小便。"

2.《本草拾遗》："食之润肌肤，利五脏，且能降气，清音声。唯性滑泄，患痢人勿服。"

养生食谱

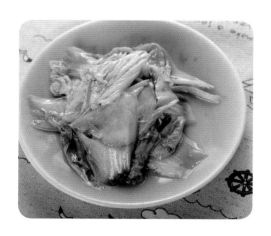

◆ 苹果白菜汁

主　料： 苹果 1 个，大白菜菜叶 3 片，柠檬半个。

做　法： 苹果洗净，去皮，去核，切块；大白菜菜叶洗净，撕成小片。将苹果、大白菜和柠檬放入榨汁机中，加凉开水搅打即可。

◆ 醋熘白菜

主　料： 大白菜 300 克。

配　料： 香菜少许。

调　料： 香油少许，植物油、香醋、精盐、鸡精、水淀粉各适量。

做　法：

1. 大白菜洗净，去叶留梗，切成厚片。

2. 锅置火上，加入适量水烧沸，放入大白菜焯水，倒入漏勺沥去水分。将香醋、鸡精、精盐、水淀粉加入碗中，调成均匀的味汁。

3. 锅内入油烧热，放入大白菜略煸炒后，倒入味汁，翻炒装盘，撒上香菜即成。

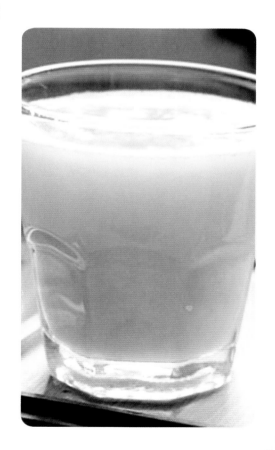

黄花菜

解郁忘忧养容颜

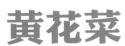

别　　　　名	金针菜、忘忧草、萱草花。
性 味 归 经	味甘，性温；归肝、膀胱经。
建议食用量	每餐 30 ～ 50 克。

营养成分

蛋白质、脂肪、碳水化合物、钙、磷、胡萝卜素、B 族维生素、维生素 C 等。

缓解更年期功效

黄花菜有"健脑菜"之称，气味清香，含有 B 族维生素，能健脑解郁，对更年期情绪低落、焦虑失眠等症有良好的食疗功效。所含的维生素 C 及矿物质等，能促进血液循环，延缓衰老。

良方妙方

1. 失眠多梦、心悸怔忡：黄花菜 15 克，鸡肝 2 副，鱼肚 10 克，调味品适量。将黄花菜、鱼肚发开，洗净，鱼肚切片，鸡肝洗净，切片，用酱油、淀粉拌匀。锅中放清水适量烧开后，调入葱、姜、花椒、料酒等煮沸，下鱼肚、肝片、黄花菜等，煮至熟后，加食盐、味精调服。

2. 痢疾：黄花菜、马齿苋各 50 克，红糖 100 克，水煎服。或黄花菜炖冰糖服。

食用功效

我国《营养学报》曾评价黄花菜具有显著的降低动物血清胆固醇的作用。人们知道，胆固醇的增高是导致中老年疾病和机体衰退的重要因素之一，能够抗衰老而味道鲜美、营养丰富的蔬菜并不多，而黄花菜恰恰具备了这些特点。常吃黄花菜还能滋润皮肤，增强皮肤的韧性和弹力，可使皮肤细嫩饱满、润滑柔软、皱褶减少、色斑消退。

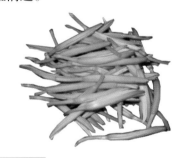

注意事项

鲜黄花菜中含有一种"秋水仙碱"的物质，该有毒成分在高温 60℃时可减弱或消失，因此食用时，应先将鲜黄花菜用开水焯过，再用清水浸泡 2 小时以上，捞出用水洗净后再进行炒食，这样秋水仙碱就能被破坏掉，食用鲜黄花菜就安全了。

经典论述

《本草纲目》："甘、微苦微寒，无毒。通结气，利肠胃。"

养生食谱

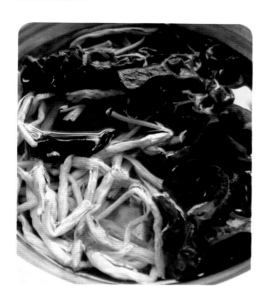

◆ 鲜黄花菜炒百合

主　料：百合 150 克，鲜黄花菜 300 克。

辅　料：胡萝卜 50 克。

调　料：盐、味精各 4 克，白糖 2 克，淀粉 5 克，植物油适量。

做　法：

1. 百合、鲜黄花菜洗净，胡萝卜切丝备用。

2. 锅坐火上，锅内放入油，下入鲜黄花菜、百合、胡萝卜煸炒，放入盐、味精、白糖炒熟，淀粉勾芡出锅即可。

◆ 黄花木耳汤

主　料：干黄花菜 30 克，黑木耳 20 克。

调　料：盐、鸡精各 5 克，葱花、食用油各适量，胡椒粉少许。

做　法：

1. 黄花菜泡发，洗净去根；木耳用温水泡发好，撕成小朵。

2. 锅置火上，倒油烧热，炒香葱花，放入黄花菜、木耳翻炒片刻，倒入适量清水煮开至熟，加盐、胡椒粉、鸡精调味即可。

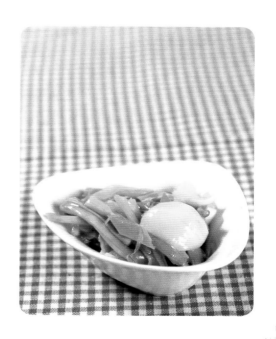

黄瓜

清热除烦能消炎

别　　　名　胡瓜、刺瓜、青瓜。

性 味 归 经　味甘，性凉；归脾、
　　　　　　　胃、大肠经。

建议食用量　每日 100 ～ 500 克。

营养成分

蛋白质、糖类、维生素 B_2、维生素 C、维生素 E、胡萝卜素、黄瓜酶、葫芦素、烟酸、丙氨酸、精氨酸、谷氨酰胺、钙、磷、铁等。

缓解更年期功效

黄瓜含强生物活性的黄瓜酶、大量维生素 C 等，能有效地促进机体的新陈代谢，带走有害废物。其丙醇二酸可抑制糖类物质转变为脂肪，粗纤维能减低肠道对脂质的吸收，葫芦素可提高人体免疫力，B 族维生素能安神定志，常食可缓解更年期衰老、肥胖、烦躁诸症。

良方妙方

1. 心胃火盛，口舌生疮，咽喉肿痛：嫩黄瓜、西瓜各 500 克，绞压取汁，加入蜂蜜 100 毫升，放锅内烧沸即可饮用。

2. 神经性皮炎：老黄瓜捣烂取汁，用黄瓜汁 400 毫升加 95% 酒精 100 毫升及少许冰片，摇匀放阴凉处。应用时，每日涂擦患处 6 次以上。5 天为 1 疗程，连用 2 个疗程。

食用功效

黄瓜是低热量的美容减肥食品。用黄瓜捣汁涂擦皮肤，有润肤、舒展皱纹的功效；黄瓜中所含的丙氨酸、精氨酸和谷氨酰胺对肝脏患者，特别是对酒精性肝硬化患者有一定辅助治疗作用，可预防酒精中毒；黄瓜中所含的葡萄糖苷、果糖等不参与通常的糖代谢，故糖尿病患者以黄瓜代替淀粉类食物充饥，血糖非但不会升高，甚至会降低。

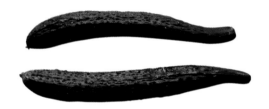

注意事项

黄瓜性寒凉，胃寒者多食易腹痛；老年慢性支气管炎患者发作期忌食。

经典论述

1.《食物与治病》："黄瓜水分多且有清甜味，生吃能解渴清热，但多食则易于积热生湿。若患疮疥、脚气和有虚肿者食之易加重病情。小儿多食易生疳虫。"

2.《日用本草》："除胸中热，解烦渴，利水道。"

养生食谱

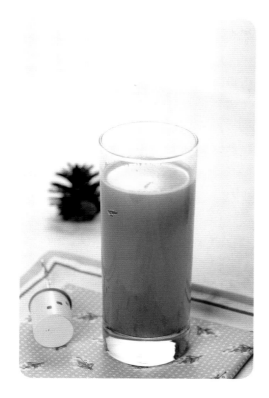

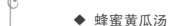
◆ 蜂蜜黄瓜汤

主　料：黄瓜 1 根。

调　料：蜂蜜 100 毫升。

做　法：

1.黄瓜洗净，去瓤，切成条。

2.将黄瓜条加少许水煮沸，趁热加入蜂蜜，再煮沸即可。

◆ 黄瓜汁

主　料：黄瓜 2 根。

做　法：

1.黄瓜洗净后削掉外皮，切段。

2.将黄瓜段放进榨汁机打成汁，煮沸，晾温即可。

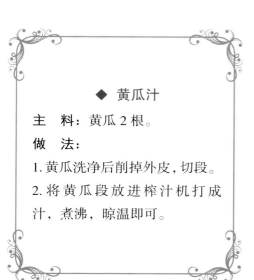

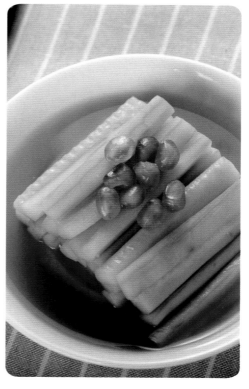

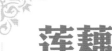

莲藕

补益气血能止痛

别　　　名　连菜、藕、芙蕖。

性 味 归 经　味甘、涩，性寒；归心、脾、胃经。

建议食用量　每餐 100 ~ 200 克。

营养成分

蛋白质、碳水化合物、粗纤维、灰分、胡萝卜素、硫胺素、核黄素、单宁酸、维生素、烟酸、抗坏血酸、钙、磷、铁等。

缓解更年期功效

莲藕富含单宁酸、维生素 K，有清热凉血、止血散瘀、滋阴补虚、止痛降压的功效。中医认为其止血而不留瘀，是更年期热病血症的食疗佳品。且其还含有多种氨基酸、微量元素等，有明显的补益气血、增强人体免疫力的作用。

良方妙方

1. 血虚失眠：鲜莲藕 500 克，以小火煨烂，切片后加适量蜂蜜，可随意食用，有安神入睡之功效。

2. 年老体虚，食欲不振：鲜莲藕 100 克洗净切成薄片，与粳米 100 克共煮粥。煮熟后加适量白糖调味食用。

3. 气血虚弱：莲藕 250 克，猪脊骨 300 克，炖熟食，隔 3 天 1 次，2 ~ 4 次可见效。

食用功效

莲藕性寒，有清热凉血的作用，可用来治疗热性病症；莲藕味甘多液，对热病口渴、咯血、下血者尤为有益；莲藕中含有黏液蛋白和膳食纤维，能与人体内胆酸盐、食物中的胆固醇及甘油三酯结合，使其从粪便中排出，从而减少脂类的吸收。用莲藕经加工制成的藕粉，味甘性平，能养血止血、养阴补脏、调中开胃、健脾止泻，为衰老、虚弱、久病之人的理想食品。

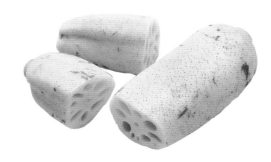

经典论述

1.《本草纲目》："藕节止血；莲心清热，安神；莲须固精止血；莲房止血，祛瘀；荷梗通气宽胸，通乳；荷叶清暑，解热；荷蒂安胎，止血；荷花清暑止血。"

2.《饮膳正要》："主补中，益神益气，除疾，消热渴，散血。"

养生食谱

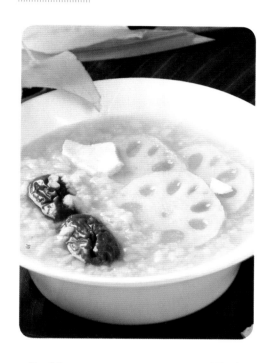

◆ 鸡肉炒藕丝

主　料：鸡肉 50 克，莲藕
200 克。

调　料：红辣椒、酱油、白
砂糖、植物油各适量。

做　法：

1.将鸡肉切成丝，干辣椒和
藕均切成丝。

2.起锅放油烧热后放入干辣
椒丝，炒到有香味时，加鸡
肉丝。

3.炒到收干时加藕丝，炒透
后加酱油、糖调味，出锅装
盘即可。

◆ 茯苓莲藕粥

主　料：茯苓 15 克，莲藕 100
克，大枣 50 克，粳米 80 克，
白糖 15 克。

做　法：

1.粳米洗净，莲藕去皮洗净
切片，茯苓磨粉，大枣洗净
待用。

2.将粳米加水适量煮粥，待粥
将熟时放入茯苓粉、大枣、藕
片，煮熟后加白糖搅匀即可。

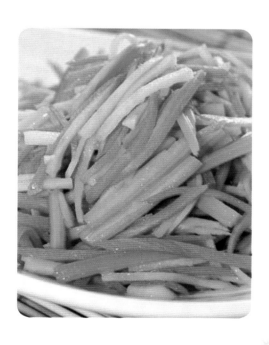

苦瓜
清热消炎又降脂

别　　　名	凉瓜、锦荔枝、癞瓜。
性 味 归 经	味苦，性寒；归心、肝、脾、胃经。
建议食用量	鲜品每次 100～500 克，干品每次 50～100 克。

营养成分

蛋白质、脂肪、碳水化合物、粗纤维、胡萝卜素、奎宁、苦瓜苷、苦味素、清脂素、维生素 B_1、维生素 B_2、维生素 C、维生素 E 等多类维生素，其中维生素 C 的含量每 100 克可达 56 毫克。

缓解更年期功效

苦瓜含奎宁、苦瓜苷和苦味素等，能增进食欲、消炎退热、宁心安神。苦瓜的蛋白质成分及大量维生素 C 能提高机体的免疫功能。苦瓜还含有被誉为脂肪杀手的高能清脂素及大量膳食纤维，利于缓解更年期肥胖、高血脂等症状。

良方妙方

1. 烦热口渴：鲜苦瓜 1 个，剖开去瓤，切碎，水煎服。

2. 痢疾：鲜苦瓜捣烂绞汁 1 杯，开水冲服。

3. 牙痛：苦瓜根捣烂，敷下关穴。

食用功效

苦瓜中所含的生物碱类物质奎宁，有利尿活血、消炎退热、清心明目的功效；从苦瓜籽中提炼出的胰蛋白酶抑制剂，可以抑制癌细胞所分泌出来的蛋白酶，阻止恶性肿瘤生长；苦瓜的新鲜汁液，含有苦瓜苷和类似胰岛素的物质，具有良好的降血糖作用，是糖尿病患者的理想食品。

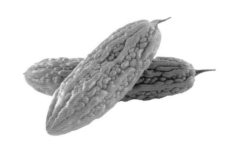

注意事项

胃寒体虚者慎用。《滇南本草》："脾胃虚寒者，食之令人吐泻腹痛，故应慎用。做菜时，以色青白、质脆嫩者为宜，并须先切片，略煮，减弱苦味用。"

经典论述

《本草纲目》载："苦瓜……结瓜长者四五寸，短者二三寸，青色，皮上疿瘤如癞及荔枝壳状。……南人以青皮煮肉及盐酱充蔬。……除邪热，解劳乏，清心明目。"

养生食谱

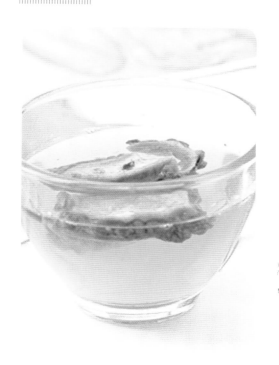

◆ 杏仁拌苦瓜

主　料：苦瓜 200 克。

辅　料：杏仁 20 克。

调　料：盐 2 克，味精 1 克，香油适量。

做　法：

1.将苦瓜洗净改刀切成片，焯水备用。

2.杏仁泡淡盐水 20 分钟，与苦瓜一起放容器中加盐、味精、香油拌匀即可。

◆ 柠檬苦瓜茶

主　料：苦瓜 30 克，柠檬草、荷叶各 6 克。

调　料：蜂蜜适量。

做　法：

1.将苦瓜切片，加入热水中煮沸。

2.放入荷叶、柠檬草冲泡 10 分钟后，加入蜂蜜，即可饮用。

3.每日 1 剂，分 2 次温服。

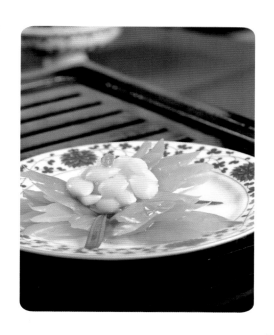

荸荠

质嫩多津口感好

别　　　名	马蹄、南荠、乌芋。
性味归经	味甘，性寒；归肺、胃经。
建议食用量	每日 100 克。

营养成分

淀粉、蛋白质、粗脂肪、钙、磷、铁、维生素 A、维生素 B_1、维生素 B_2、维生素 C、荸荠英等。

缓解更年期功效

荸荠肉质洁白，味甜多汁，清脆可口，自古有"地下雪梨"之美誉，北方人视之为江南人参。它有清热生津、化湿祛痰的功效，可治疗更年期热病津伤口渴，烦热不安之症。所含的维生素还具有一定的抑菌功效，水煎剂能利尿排淋。

良方妙方

1. 咽喉肿痛：将荸荠洗净去皮，绞汁冷服，每次 150 克。

2. 痰饮咳嗽，肝阳上亢：海蜇皮(漂净)30 克，鲜荸荠 120 克，煮服，兼治淋巴结核。

3. 高血压：海蜇 120 克漂净，荸荠 360 克洗净，用水 1000 毫升煮至250 毫升，空腹服，亦可饭后服，待血压降至正常，自觉症状大部分消失后，

可减少服次。

食用功效

荸荠中含的磷是在根茎类蔬菜中较高的，能促进人体生长发育和维持生理功能的需要，对牙齿骨骼的发育有很大好处，同时可促进体内的糖、脂肪、蛋白质三大物质的代谢，调节酸碱平衡。

英国在对荸荠的研究中发现一种"荸荠英"，这种物质对黄金色葡萄球菌、大肠杆菌、产气杆菌及绿脓杆菌均有一定的抑制作用，对降低血压也有一定效果。这种物质还对癌肿有防治作用。

荸荠质嫩多津，可治疗热病津伤口渴之症，对糖尿病尿多者，有一定的辅助治疗作用。

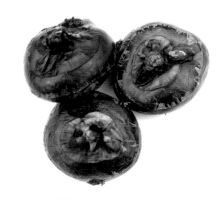

注意事项

虚寒及血虚者慎服。

经典论述

《名医别录》："主消渴，痹热，热中，益气。"

养生食谱

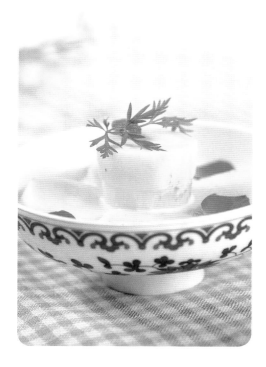

◆ 马蹄枣糕

主　料：马蹄粉 150 克，金丝小枣 300 克。

辅　料：冰糖 100 克，矿泉水 1500 毫升。

做　法：

1. 金丝小枣洗净切丝备用。

2. 马蹄粉加入矿泉水、冰糖调成稀糊倒入容器中，撒上金丝小枣丝，入蒸箱蒸 30 分钟取出，放凉后切成块即可。

◆ 奶香荸荠

主　料：荸荠 200 克，牛奶 50 毫升。

调　料：蜂蜜 10 毫升。

做　法：

1. 将荸荠清洗去除表皮，放入锅中煮熟备用。

2. 将煮熟的荸荠加入牛奶、蜂蜜浸泡 30 分钟即可食用。

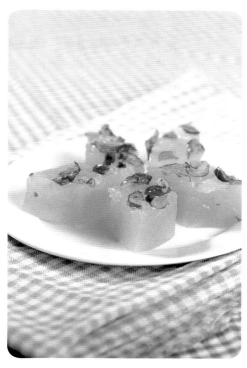

芹菜

清热除烦"芹"排毒

别　　　名　旱芹、药芹。

性味归经　味甘辛，性凉；归肺、胃、肝经。

建议食用量　每餐 50 克。

营养成分

膳食纤维素、多类维生素、蛋白质、糖类、磷、钙、铁、芫荽苷、芹菜苷、芹菜素、佛手苷内酯、挥发油、甘露醇、肌醇等。

缓解更年期功效

芹菜中所含有的一种碱性成分有安定作用，可以治疗更年期失眠、烦躁易怒症状。芹菜还有降血压、降血脂的功效。

良方妙方

1. 失眠：芹菜根 60 克，水煎服。

2. 高血压：生芹菜去根洗净，捣绞汁，混以等量蜂蜜，每日服 3 次，每次 40 毫升；或芹菜汁加糖少许，每日当茶饮；或芹菜根 60 克，水煎服；或芹菜 500 克，苦瓜 90 克，水煎服；或芹菜 250 克，红枣 2 个，加水适量，分次饮服；或芹菜 30 克，菊花 9 克，水煎或开水冲泡，代茶饮用。

3. 冠心病：芹菜 350 克，黄酱 6 克，刺菜 100 克。加水适量煮汤调味服食。每日 1 次。

4. 糖尿病：芹菜 500 克，绞取汁，煮沸后调白糖服。

5. 中风：芹菜洗净后，绞取汁，每日 3 ~ 4 汤匙，每日 3 次，连服 7 日。

食用功效

芹菜中所含的芹菜苷或芹菜素成分有镇静安神、平肝降压的功效，有利于安定情绪，消除烦恼烦躁；叶茎中还含有药效成分的芹菜苷、佛手苷内酯和挥发油，具有降血压、降血脂、防治动脉粥样硬化的作用。

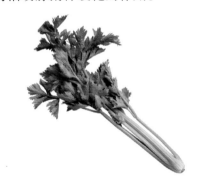

注意事项

《生草药性备要》："生疥癞人勿服。"

经典论述

1.《本草推陈》："治肝阳头痛，面红目赤，头重脚轻，步行飘摇等症。"

2.《卫生通讯》："清胃涤热，通利血脉，利口齿润喉，明目通鼻，醒脑健胃，润肺止咳。"

养生食谱

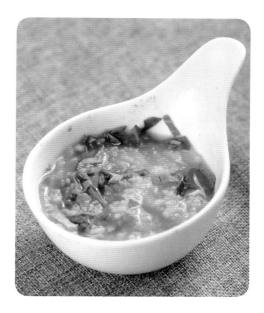

◆ 芹菜红枣茶

主　料：芹菜 250 克，红枣 10 颗。

做　法：将切碎的芹菜与红枣一同放入保温杯，加沸水闷泡 20 分钟即可。

◆ 芹菜粥

主　料：大米 100 克，芹菜 60 克。

调　料：姜末、盐各适量。

做　法：

1. 大米淘洗净；芹菜择洗净，去叶留梗，切丁。

2. 大米与适量清水一同放入锅中，以大火煮沸，再转用小火熬煮至米粒将熟时，放入芹菜丁，再继续煮至米粒开花。

3. 粥成时加入适量的盐和姜末调味即可。

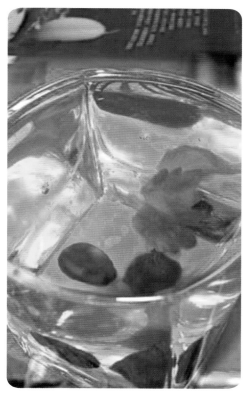

胡萝卜
养血美颜的"小人参"

别　　　名　红萝卜、黄萝卜。

性 味 归 经　味甘，性平；归肺、
　　　　　　　脾、肝经。

建议食用量　每次 100 ～ 200 克。

营养成分

糖类、蛋白质、脂肪、挥发油、胡萝卜素、维生素 A、维生素 C、花青素、钙、铁、磷、槲皮素、木质素、干扰素诱生剂等。

缓解更年期功效

胡萝卜是一种难得的果、蔬、药兼用之品，所以有廉价的"小人参"之称。胡萝卜中的维生素 A、胡萝卜素等营养元素可以清肝明目，缓解干眼症、夜盲症。所含的维生素 C 能抗氧化、延缓衰老。

良方妙方

1. 高血压：鲜胡萝卜洗净切块，同粳米煮粥吃。每日 1 次，可常食。

2. 便秘：以鲜胡萝卜条制成圆锥形，长 2 ～ 3 厘米，宽 1 ～ 1.5 厘米，慢慢塞入肛门，便即可排出。

3. 夜盲症：胡萝卜洗净切片蒸熟，不限多少，任意食用。

4. 急性黄疸型肝炎：干胡萝卜缨120 克（鲜品 250 克）水煎服，每日 2次，连服 7 天。

食用功效

胡萝卜中含有丰富的胡萝卜素，可以起到清除人体中血液和肠道的自由基，达到防治心脑血管疾病的作用，因此对于冠心病、高血压患者来说，日常常吃胡萝卜，就可以起到一个保护心脑血管健康的作用；胡萝卜素摄入人体消化器官后，可以转化为维生素 A，是骨骼正常生长发育的必需物质，有助于细胞增殖与生长；胡萝卜中的木质素也能提高人体免疫机制，间接消灭癌细胞。

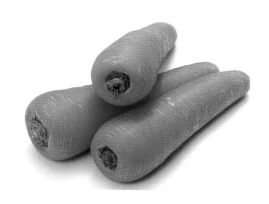

注意事项

《本草省常》："宜熟食，多食损肝难消，生食伤胃。"

经典论述

《本草求真》："胡萝卜，因味辛则散，味甘则和，质重则降，故能宽中下气。而使肠胃之邪，与之俱去也。"

养生食谱

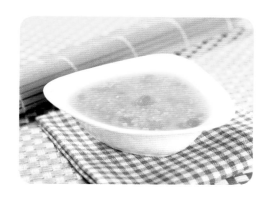

◆ 胡萝卜小米粥

主　　料： 小米、胡萝卜各 100 克，水适量。

做　　法：

1.小米洗净，胡萝卜去皮切丝。

2.把水烧开加入小米和胡萝卜丝同煮 15 分钟，小米软糯即可。

◆ 粟米胡萝卜烩火腿粒

主　　料： 方火腿 150 克，粟米、胡萝卜各 50 克，甜豌豆 10 克。

辅　　料： 葱白、姜茸各 5 克，清汤 50 毫升。

调　　料： 黄油 3 毫升，白糖 150 克，盐、胡椒粉各 1 克，淀粉 10 克，食用油、香油各适量。

做　　法：

1.胡萝卜、方火腿切成小粒与粟米、甜豌豆一起焯水。

2.锅内放少许油，加入黄油烧热下葱姜爆香，再加入粟米、胡萝卜、火腿粒、甜豌豆翻炒几下，加清汤烧开，加入盐、味精、白糖、胡椒粉调好味，勾少许薄芡点上香油即可。

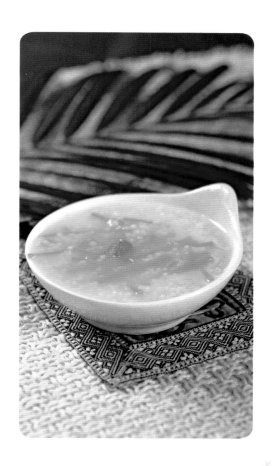

莴笋
增进食欲助睡眠

别　　　名　莴苣、春菜、生笋。

性 味 归 经　味甘、苦，性凉；归肠、胃经。

建议食用量　每餐100～200克。

营养成分

蛋白质、脂肪、糖类、胡萝卜素、维生素 B_1、维生素 B_2、维生素C、甘露醇、乳酸、苹果酸、烟酸、琥珀酸、类脂、钙、铁、磷、钾、碘等。

缓解更年期功效

莴笋味道清新且略带苦味，可刺激消化酶分泌，增进食欲，其皮和肉之间的乳状浆液，可促进胃酸、胆汁等消化液的分泌，从而增强各消化器官的功能，并具有镇痛和催眠的功效，可缓解更年期女性消化不良、烦躁失眠等症状。富含钙、磷、铁等，能防治更年期女性骨质疏松、缺铁性贫血。

良方妙方

1. 失眠：把莴笋带皮切片煮熟喝汤，特别是睡前服用，更具有助眠功效。

2. 预防乳腺癌：绿豆芽100克，莴笋125克，沙丁鱼片96克，生姜丝4.5克。将四者在锅内用适量花生油、食盐炒熟上碟，当菜佐餐。每日1剂，可连用3～5天，或与其他防癌抗癌菜交替食用。

食用功效

莴笋钾含量大大高于钠含量，有利于体内的水电解质平衡，促进排尿，对高血压、水肿、心脏病患者有一定的食疗作用。莴笋含较丰富的烟酸，烟酸是胰岛素激活剂，老年糖尿病患者常吃有益。莴笋还能刺激胃肠蠕动，对糖尿病引起的胃轻瘫及便秘有辅助治疗作用。莴笋除含有多种维生素和矿物质外，还含有一种酶，能消除引起细胞突变的强致癌物质亚硝胺，对预防肠癌有一定作用。莴笋中含有少量的碘元素，它对人体的基础代谢、心智和情绪都有重大影响。

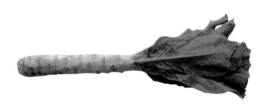

注意事项

多食使人目糊，停食自复。

经典论述

1.《日用本草》："味苦，寒平。利五脏，补筋骨，开膈热，通经脉，祛口气，白牙齿，明眼目。"

2.《本草纲目》："通乳汁，利小便，杀虫蛇毒。"

养生食谱

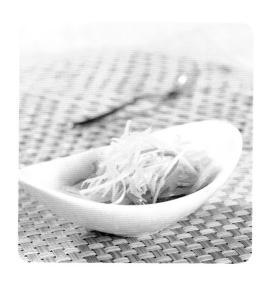

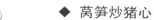

◆ 莴笋炒猪心

主　料：猪心 250 克，莴笋 200 克。

辅　料：彩椒 25 克。

调　料：葱、姜、酱油、料酒、盐、味精、水淀粉、香油各适量。

做　法：

1. 嫩莴笋去皮切成片焯水备用。

2. 猪心切片上浆飞水备用。

3. 锅内放油烧热下葱、姜煸香，下猪心、莴笋、彩椒、酱油，烹料酒调味，放入盐、味精勾芡，淋香油即可。

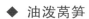

◆ 油泼莴笋

主　料：嫩莴笋 500 克。

辅　料：葱 10 克，姜 5 克，红椒 3 克。

调　料：盐 5 克，生抽 10 毫升，花椒 3 克，香油 3 毫升，食用油适量。

做　法：

1. 嫩莴笋去皮切成丝焯水放入盘中。

2. 红辣椒顶刀切碎。

3. 锅内放少许食用油，煸香花椒，放入葱姜、生抽、香油调成汁淋在莴笋上即可。

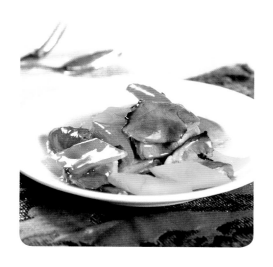

洋葱

扩张血管防血栓

别　　　名	洋葱头、圆葱、葱头。
性味归经	味甘、微辛，性温；归肝、脾、胃、肺经。
建议食用量	每餐 50 ~ 100 克。

营养成分

蛋白质、粗纤维、糖类、维生素 A、维生素 B、维生素 C、前列腺素 A_1、氨基酸、咖啡酸、柠檬酸、槲皮素、苹果酸、磷、硒、钙、铁等。

缓解更年期功效

洋葱所含的前列腺素 A_1 能扩张血管、降低血液黏度，因而有降血压、增加冠状动脉的血流量，预防血栓形成的作用。洋葱中含量丰富的槲皮素有助于防止低密度脂蛋白（LDL）的氧化，对于动脉粥样硬化，能提供重要的保护作用。

良方妙方

1. 失眠：洋葱 1 ~ 2 个用刀横竖十字切开，睡前放在枕边闻其辣味。

2. 糖尿病：洋葱洗净，用开水泡后，加适量酱油调味，当菜佐餐用，疗程不限。

3. 风湿性关节炎：洋葱 100 克，鸡腿 5 对，生姜 90 克，加水煎服，空腹早晚各 1 次。

食用功效

洋葱的防癌功效来自它富含的硒元素和槲皮素。硒是一种抗氧化剂，能刺激人体免疫反应，从而抑制癌细胞的分裂和生长，同时还可降低致癌物的毒性。而槲皮素则能抑制致癌细胞活性，阻止癌细胞生长。一份调查显示，常吃洋葱比不吃的人患胃癌的概率少 25%，因胃癌致死者少 30%。洋葱又有祛痰、利尿、发汗以及抑菌防腐等作用。

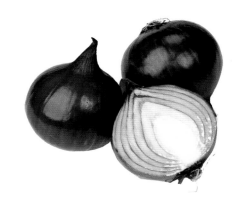

注意事项

洋葱不可过量食用，因为它易产生挥发性气体，过量食用会导致胀气和排气过多，给人造成不快。

经典论述

《药材学》："新鲜的捣成泥剂，治疗创伤、溃疡及妇女滴虫阴道炎。"

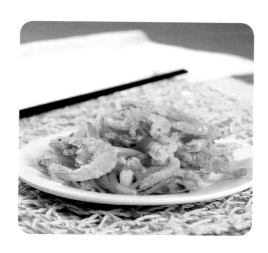

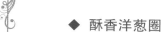

◆ 酥香洋葱圈

主　料：洋葱 150 克。

辅　料：天罗粉 50 克，番茄沙司 30 克。

调　料：盐 2 克，味精、植物油各适量。

做　法：

1. 将洋葱去皮改刀成洋葱圈。

2. 将天罗粉加水调成糊加盐、味精和少许的油调匀。

3. 锅内加油烧热，用洋葱圈粘上糊入锅炸成金黄色即可。

◆ 洋葱炒湖虾

主　料：小湖虾 200 克。

辅　料：洋葱丝 30 克，香菜 20 克。

调　料：盐 5 克，鸡粉 3 克，香油 3 毫升，料酒 5 毫升，植物油适量。

做　法：

1. 小湖虾清洗干净，洋葱改刀成丝，香菜洗净切段。

2. 将小湖虾拍干淀粉炸成金黄色控油。

3. 锅内留底油煸香洋葱丝，放入炸好的小湖虾烹料酒加盐、鸡粉翻炒几下入味后撒香菜即可。

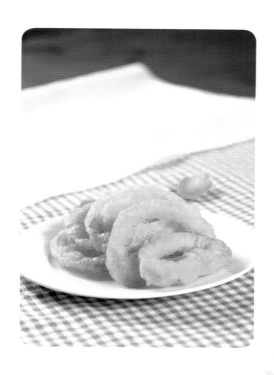

土豆

和中益气健脾胃

别　　　名　马铃薯、洋芋、地蛋。

性 味 归 经　味甘，性平、微凉；归脾、胃、大肠经。

建议食用量　每餐 100 ~ 200 克。

营养成分

淀粉、膳食纤维素、胶质、蛋白质、脂肪、B 族维生素、维生素 C、核酸、柠檬酸、土豆素、磷、钙、铁、钾等。

缓解更年期功效

土豆含有大量淀粉以及蛋白质、B族维生素、维生素 C 等，能促进脾胃的消化功能，有预防更年期便秘和防治癌症等作用。土豆同时又是一种碱性蔬菜，有利于体内酸碱平衡，中和体内代谢后产生的酸性物质，从而有一定的美容、抗衰老作用。

良方妙方

1. 便秘：将土豆洗净切碎后，加水捣烂，用纱布绞汁，加蜂蜜适量。每日早晚空腹服下半茶杯，连服半个月。

2. 胃溃疡：鲜土豆洗净，捣成泥，用布挤去水分，置砂锅里大火煮，不要盖盖，蒸发掉水分，煮成锅巴结在锅底。将锅巴研成粉末，每日早晚各服 1 匙。

食用功效

土豆能供给人体大量有特殊保护作用的黏液蛋白，能保持消化道、呼吸道以及关节腔、浆膜腔的润滑，预防心血管和系统的脂肪沉积，保持血管的弹性，有利于预防动脉粥样硬化的发生；土豆所含的钾能取代体内的钠，同时能将钠排出体外，有利于高血压和肾炎水肿患者的康复；土豆还含有和免疫功能有关的酵素，可以提高人体免疫能力，起到预防慢性肾炎和保护肾脏的作用。

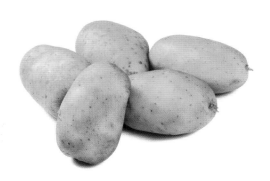

注意事项

脾胃虚寒易腹泻者应少食。土豆发芽，须深挖及削去芽附近的皮层，再用水浸泡，长时间煮，以清除和破坏龙葵碱，防止多食中毒。

经典论述

1.《本草纲目》："小儿熟食，大解痘毒。"

2.《湖南药物志》："补中益气，健脾胃，消炎。"

养生食谱

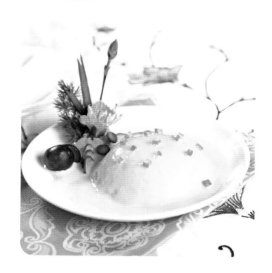

◆ 西蓝花土豆泥

主　料：土豆 200 克，西蓝花 20 克。

辅　料：胡萝卜 10 克，早餐火腿肠 5 克。

调　料：盐 3 克，白糖 5 克，植物油适量。

做　法：

1. 土豆去皮切成厚片放纱布上蒸 20 分钟，取出做成土豆泥。

2. 早餐肠和胡萝卜切碎加盐、白糖与土豆泥搅拌均匀。

3. 西蓝花入油盐水烫熟码放旁边即可。

◆ 风味土豆泥

主　料：土豆 200 克。

辅　料：胡萝卜、西芹各 20 克。

调　料：炼乳 20 克，奶粉 10 克。

做　法：

1. 把土豆清洗干净去皮切成片，放蒸箱蒸 30 分钟，软烂后打成泥状放容器里加奶粉、炼乳拌匀。

2. 胡萝卜去皮切成丁焯水，放入土豆泥中。

3. 西芹切粒焯水放土豆泥中拌匀即可。

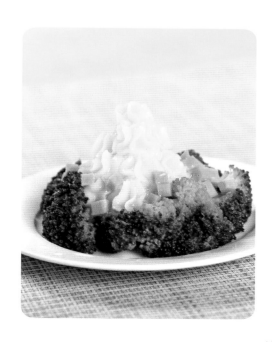

南瓜

益气养颜防衰老

别 名	倭瓜、饭瓜、北瓜。
性味归经	味甘,性温;归脾、胃经。
建议食用量	每次 200 ~ 500 克。

营养成分

蛋白质、膳食纤维、碳水化合物、烟酸、维生素 C、氨基酸、活性蛋白、胡萝卜素、甘露醇、果胶、南瓜多糖、粗纤维、钙、钾、锌、磷、镁、铁、铜、锰、铬、钴等。

缓解更年期功效

南瓜中的南瓜多糖及微量元素锌可增强免疫力,改善更年期妇女身体功能。南瓜是一种高钙、高钾、低钠食物,可防治老年骨质疏松和更年期高血压及其他心脑血管疾病。所含甘露醇可利尿祛湿,粗纤维可通便排毒、降脂减肥,促进更年期女性身体功能平衡、延缓衰老。

良方妙方

1. 糖尿病:南瓜 250 克,煮汤服食。每日早晚餐各 1 次,连服 1 个月。

2. 乳腺癌:将南瓜蒂烧炭存性,研为末。每次 2 个量,用黄酒冲服。早晚各服 1 次。

3. 呃逆:南瓜蒂 4 个,水煎服,连服 3 ~ 5 次。

食用功效

老熟南瓜,果实含淀粉、钙、铁、胡萝卜素。嫩南瓜维生素 C 及葡萄糖较丰富。南瓜含有丰富的维生素和果胶,尤其是胡萝卜素的含量很高。果胶有很好的吸附性,能黏结与消除体内细菌毒素和其他有害物质,如重金属中的铅、汞和放射性元素,能起到解毒作用。果胶还可以保护胃肠道黏膜,使其免受粗糙食品的刺激,促进溃疡愈合,所以适合胃病患者。

南瓜含有微量元素钴,能活跃人体的新陈代谢,促进造血功能,并参与人体内维生素 B_{12} 的合成,是人体胰岛细胞所必需的微量元素,对防治糖尿病、降低血糖有特殊的疗效。

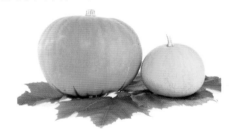

注意事项

南瓜性温,胃热炽盛者、湿热气滞者少吃。

经典论述

1.《本草纲目》:"甘,温,无毒。补中益气。"

2.《滇南本草》:"横行经络,利小便。"

养生食谱

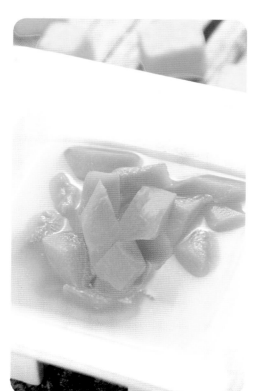

◆ 百合炒南瓜

主　料：南瓜 300 克，百合 50 克。

调　料：植物油、盐、鸡粉、水淀粉各适量。

做　法：

1.将南瓜去皮改刀成象眼片，百合去根洗净备用。

2.将南瓜和百合分别焯水。

3.锅置火上，锅内放入少许的油放南瓜百合加盐、鸡粉炒熟勾少许芡即可。

◆ 南瓜浓汤

主　料：南瓜 200 克，高汤 100 毫升，鲜牛奶 50 毫升。

做　法：

1.先将南瓜洗净，切丁。放入榨汁机中，加高汤打成泥状。

2.取出后放入牛奶中，用小火煮沸，拌匀即可。

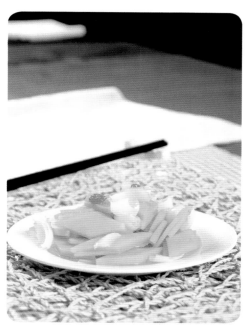

香菇
健胃益气又补虚

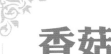

别　　　名	香蕈、香信、花菇、冬菇。
性 味 归 经	味甘，性平；归脾、胃经。
建议食用量	每餐约 50 克。

营养成分

蛋白质、脂肪、碳水化合物、叶酸、膳食纤维、核黄素、烟酸、维生素 D、钙、磷、钾、钠、镁、铁等。

缓解更年期功效

现代药理学研究证明，香菇对体内的过氧化氢有一定的消除作用，可以延缓衰老。香菇中的核糖核酸会产生具有抗癌作用的干扰素，预防癌症的发生。同时，香菇还有降压降脂的功效，对于更年期心血管疾病也有一定的效果。

良方妙方

1. 冠心病：香菇 50 克，大枣 7 ~ 8 枚，共煮汤食。

2. 痔疮出血：香菇焙干研末，每次 3 克，温开水送下，日 2 次。

3. 胃疼，反胃呕吐：皂荚树蕈，焙干为末，饭前糖水送下。

4. 功能性子宫出血：杨树蕈焙干研末，每服 3 克，温水下，日服 2 次。

食用功效

香菇具有多种氨基酸、多种维生素、高蛋白、低脂肪、多糖的营养特点。香菇里面含有一种十分特别的酸性成分，能够有效地降低血脂和胆固醇，香菇中还含有丰富的膳食纤维，可以促进肠胃的蠕动，帮助身体清除垃圾，预防排便不畅等症状。香菇菌盖部分含有双链结构的核糖核酸，进入人体后，会产生具有抗癌作用的干扰素；香菇还对糖尿病、肺结核、传染性肝炎、神经炎等疾病起治疗作用，又可用于消化不良、便秘等病症。

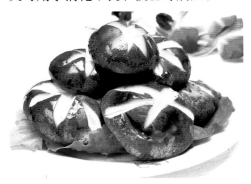

注意事项

香菇为动风食物，脾胃寒湿气滞或皮肤瘙痒者忌食；痧痘后、产后、病后忌用野生香菇，其与毒菇易混淆，误食后中毒，严重者可致死亡。

经典论述

1.《本草求真》："香蕈味甘性平，大能益胃助食，及理小便不禁。"

2.《现代实用中药》："为补偿维生素 D 的要剂，预防佝偻病，并治贫血。"

养生食谱

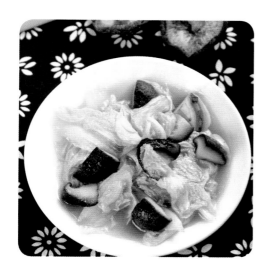

◆ 鲜嫩笋尖香菇粥

主 料： 大米 100 克，鲜笋尖 60 克，香菇 30 克。

调 料： 香葱末 3 克，盐 5 克。

做 法：

1. 大米淘洗干净，备用；笋尖洗净，切斜段，焯水备用；香菇泡发，去蒂，切丝。

2. 锅中倒入适量水，放入大米煮开，转小火煮 20 分钟，加笋尖、香菇丝、香葱末、盐再煮约 10 分钟即可。

◆ 香菇烧白菜

主 料： 白菜 200 克，香菇 30 克。

调 料： 盐、植物油、葱、姜、高汤各适量。

做 法：

1. 香菇用温水泡发，去蒂，洗净，切片；白菜洗净，切成段；葱、姜分别洗净，切成末。

2. 锅置火上，放适量植物油烧热后，下葱末、姜末爆香，再放入白菜段炒至半熟后，放入香菇和高汤，转中火炖至软烂，加盐调味即可。

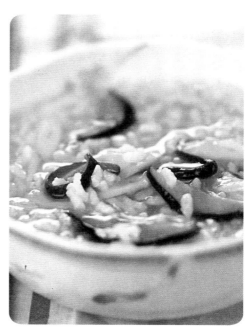

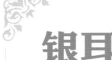

银耳

滋阴益气治烦热

别　　　名	白木耳、雪耳、白耳子、银耳子。
性 味 归 经	味甘，性平；归肺、胃、肾经。
建议食用量	干银耳每次约15克。

营养成分

蛋白质、碳水化合物、脂肪、粗纤维、氨基酸、银耳多糖、甘露醇、维生素D、B族维生素、酸性多糖、硒等。

缓解更年期功效

银耳是一种食用菌，被誉为"菌中之冠"，既是名贵的营养滋补佳品，又是一味扶正强壮的良药。银耳中的天然植物性胶质，有滋阴作用，能改善更年期皮肤色素沉着、干咳、咽干口苦、烦热失眠等症。所含银耳多糖、氨基酸等，能提高肝脏解毒能力，增强免疫力。所含甘露醇还能利尿排毒，粗纤维能减少脂肪的摄入。

良方妙方

1.高血压、血管硬化：银耳3克，浸水浸泡1夜，于饭锅上蒸1～2小时，加适量冰糖，于睡前服。

2.心悸：银耳9克，太子参15克，冰糖适量，水煎饮用。

3.虚劳咳嗽，痰中带血，阴虚口渴：干银耳6克，糯米100克，冰糖10克，加水煮粥食用。

食用功效

银耳含有维生素D，能防止钙的流失，对生长发育十分有益，并富含酸性多糖和硒等微量元素，可以增强人体抗肿瘤的能力；银耳中的膳食纤维可助胃肠蠕动，减少脂肪吸收，从而达到减肥的效果；银耳能提高肝脏解毒能力，起保肝作用，对老年慢性支气管炎、肺源性心脏病也有一定疗效，还能增强肿瘤患者对放疗、化疗的耐受力。

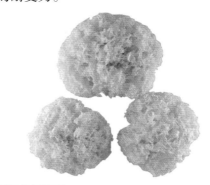

注意事项

风寒咳嗽，湿热生痰和外感口干者忌用。

经典论述

1.《本草问答》："治口干肺痿，痰郁咳逆。"

2.《增订伪药条辨》："治肺热肺燥，干咳痰嗽，衄血，咯血，痰中带血。"

养生食谱

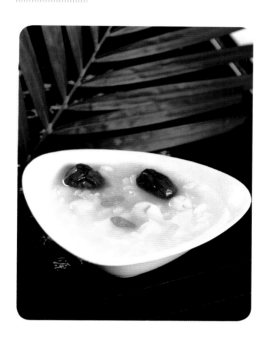

◆ 鲜橙红枣银耳汤

主　　料：橙子 200 克，红枣 50 克，银耳 100 克，枸杞子 5 克，马蹄 20 克。

调　　料：冰糖 20 克，蜂蜜 15 毫升。

做　　法：

1. 鲜橙切成小粒，马蹄切成小粒备用。

2. 银耳泡软焯水。

3. 锅置火上，加清水、红枣、枸杞子、马蹄粒、冰糖熬制 20 分钟，银耳软烂即可装入碗中，鲜橙粒撒在银耳上即可。

◆ 莲子银耳粥

主　　料：粳米 100 克。

辅　　料：莲子 20 克，银耳 50 克，大枣 10 克。

调　　料：冰糖 30 克。

做　　法：

1. 莲子用冷水泡透去心。

2. 银耳泡开去蒂剪成小片，粳米洗净。

3. 把水烧开加入粳米、大枣、莲子同煮 10 分钟，放入银耳再煮成粥，最后放入冰糖即可。

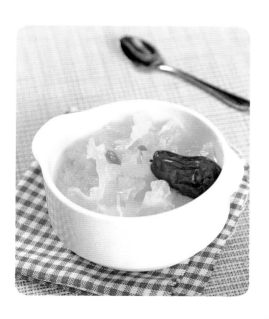

第二节 水果干果巧食用，远离病痛一身轻

樱桃

补血益气缓衰老

别　　　名　朱樱、朱桃、英桃。
性 味 归 经　味甘，性温；归脾、胃、肾经。
建议食用量　30 ~ 60 克；或浸酒。

营养成分

糖、枸橼酸、酒石酸、胡萝卜素、维生素 C、铁、钙、磷等。

缓解更年期功效

樱桃中富含铁元素，促进血红蛋白再生，起到调补患者气血的作用，改善更年期阴血亏虚之症。而且富含矿物质、维生素等，能促进新陈代谢、美容养颜、减缓衰老。

良方妙方

肝肾不足、视物昏花、遗精早泄及气血亏虚、体倦乏力、食少泄泻：鲜樱桃 1000 克，洗净，放入锅中，加水 200 毫升，用火煮烂，去渣，加白糖适量拌匀，继续加热，浓缩成膏即成。每日早晚食 2 次，每次 1 ~ 2 匙。

食用功效

樱桃含铁量为水果之冠，含胡萝卜素高出苹果、葡萄 5 倍，对防治贫血、护眼大有益处。中医认为，其味甘、酸，性微温，能健脾和胃、滋补肝肾、养血美肤、强健筋骨、生津止渴、涩精止泻，凡脾胃虚弱、血虚、肝肾不足，以及皮肤病及烧烫伤等均宜食之，且鲜食为佳。

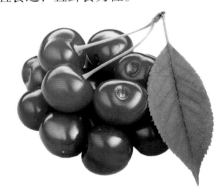

注意事项

湿热证及糖尿病患者不宜食用；有溃疡症状者慎用。

经典论述

1.《名医别录》："主调中，益脾气。"

2.《滇南本草》："治一切虚症，能大补元气，滋润皮肤；浸酒服之，治左瘫右痪，四肢不仁，风湿腰腿疼痛。"

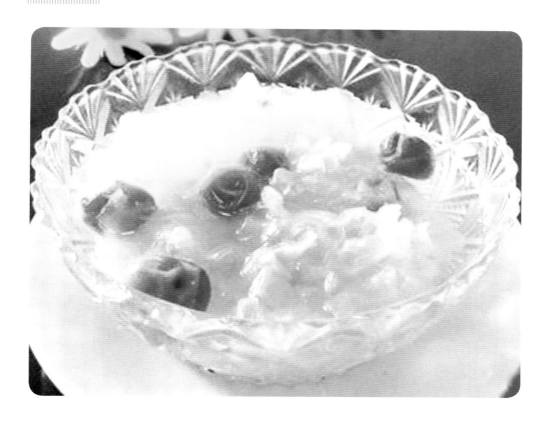

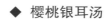 樱桃银耳汤

主　料：银耳 30 克，红樱桃脯 20 克，冰糖适量。

做　法：

1. 银耳用温水泡发后去掉耳根，洗净，上蒸笼蒸 10 分钟。

2. 汤锅加清水、冰糖，微火溶化后放入樱桃脯，再用旺火烧沸，起锅倒入银耳碗内即可。

金橘

化痰生津能解郁

别　　　名	洋奶橘、牛奶橘、金枣。
性味归经	味辛、甘、酸，性温；归肝、肺、脾、胃经。
建议食用量	每次 30～50 克。

营养成分

金橘果实含金柑苷；果皮含维生素 C；果肉含有机酸，主要有枸橼酸、异枸橼酸、苹果酸、类胡萝卜素、维生素 C、维生素 P、维生素 B_1 和氨基酸等。另含钙、镁、钠、钾、磷等。

缓解更年期功效

金橘具有行气解郁、消食化痰、生津利咽的功效，适合更年期血压不稳、高血脂等症。

良方妙方

1. 咳嗽：金橘 50 个，白萝卜 1 个，两者洗净，共同榨汁口服。有下气化痰止咳的功效。

2. 感冒：金橘 5 个，生姜 3 片，若湿重可加藿香 10 克。金橘拍破，同生姜用沸水浸泡后饮用。有宣肺解表的功效。

3. 乳腺增生：金橘 100 克（洗净后一切两半），水发海带 30 克，金银花 10 克，蒲公英 15 克。水煎频饮。

4. 肾病：金橘 500 克，草莓 200 克，葡萄 100 克，西红柿 30 克。以上食材洗净，金橘不去皮，共压榨成汁，加入适量温开水即成。适用于腰膝酸软、小便不利的肾病患者。

食用功效

金橘果实含丰富的胡萝卜素，可预防色素沉淀、增进皮肤光泽与弹性、减缓衰老、避免肌肤松弛生皱；也可预防血管病变及癌症，能理气止咳、健胃、化痰、预防哮喘及支气管炎；金橘含维生素 P，是维护血管健康的重要营养素，能强化微血管弹性，可作为高血压、血管硬化、心脏疾病之辅助调养食物。金橘 80% 的维生素 C 都存于果皮中，果皮对肝脏之解毒功能、眼睛的养护、免疫系统之保健皆颇具功效，而且金橘的果皮比果肉甜。

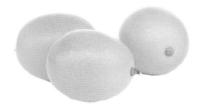

经典论述

1.《本草纲目》："下气快膈，止渴解醒，辟臭。皮尤佳。"

2.《随息居饮食谱》："醒脾，辟秽，化痰，消食。"

3.《中国药植图鉴》："治胸脘痞闷作痛，心悸亢进，食欲不佳，百日咳。"

养生食谱

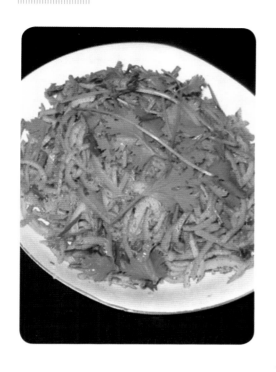

◆ 金橘甜绿茶

主　料：金橘 50 克，枸杞子 10 克，绿茶 1 小包。

辅　料：冰糖 1 小匙。

做　法：

1. 枸杞子洗净，用水泡软；金橘洗净，一起放入果汁机中，加入冷开水 500 毫升，搅拌成泥。

2. 倒入锅中，用小火煮滚，放入冰糖，煮至溶化后熄火。

3. 在杯中放入绿茶茶包，冲入做法 2 的汤汁，约 3 分钟后，取出茶包，搅拌均匀，即可饮用。

◆ 凉拌橘皮丝

主　料：鲜橘皮 2 ~ 3 个。

调　料：白糖适量。

做　法：

1. 鲜橘皮切细丝，放入碗内，入屉略蒸 10 分钟左右。

2. 取出放凉，拌入适量白糖即可。

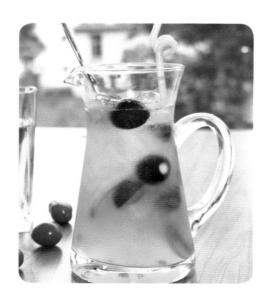

柚子
行气止痛降血脂

别　　　名	文旦、气柑、霜柚。
性味归经	味甘、酸，性寒；归肺、胃经。
建议食用量	每日约 100 克。

营养成分

蛋白质、糖类、果胶、叶酸、柚皮苷、新橙皮苷、挥发油、维生素 B_1、维生素 B_2、维生素 C、维生素 P、胡萝卜素、天然叶酸、钙、铁、钾、铬、枸橼酸等。

缓解更年期功效

柚子含有生理活性物质皮苷，所以可降低血液的黏滞度，减少血栓的形成，故而对脑血管疾病，如脑血栓、中风等也有较好的预防作用。其清香酸甜，含有天然叶酸、钙、铁等，可开胃生津，促进血液循环，对更年期贫血、咽痛干咳等症有很好的效果。

良方妙方

1. 感冒、咳嗽：鲜柚一个，留皮去核，配以正北杏、贝母、银耳各 50 克，加适量蜜糖，慢火炖数小时，每次服适量。

2. 肺热咳嗽：柚子、梨各 100 克，蜂蜜或冰糖少许。将上述用料一同洗净后煮烂，加蜂蜜或冰糖调匀。

3. 消化不良：柚子皮 15 克，鸡内金、山楂各 10 克，砂仁 5 克。水煎服。

食用功效

柚子中含有大量的维生素 C，能降低血液中的胆固醇；柚子的果胶不仅可降低低密度脂蛋白胆固醇水平，而且可以减少动脉壁的损坏程度。柚子还有增强体质的功效，并帮助身体更容易吸收钙及铁，且含有天然叶酸，有预防贫血发生的功效；新鲜的柚子肉中含有类似于胰岛素的成分铬，能降低血糖。

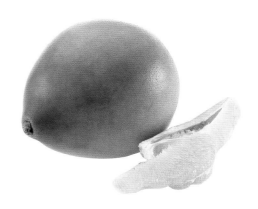

注意事项

因其性凉，故气虚体弱之人不宜多食。柚子有滑肠之效，故腹部寒冷、常患腹泻者宜少食。

经典论述

1.《本草纲目》："消食快膈，散愤懑之气，化痰。"

2.《四川中药志》："解酒毒，治肾脏水肿，宿食停滞，湿痰咳逆及疝气。"

养生食谱

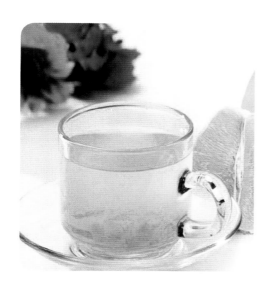

◆ 柚子肉炖鸡

主　料： 柚子 1 个，白条雄鸡 1 只（约 500 克）。

做　法：

1. 雄鸡洗净清空内脏，柚子去皮。

2. 将柚子肉放入鸡肚内，置于炖锅中，加适量清水，隔水炖熟调味即可。

◆ 蜂蜜柚子茶

主　料： 柚子 500 克，蔗糖 100 克，槐花蜜 250 毫升，盐适量。

做　法：

1. 将柚子用温水洗净，剥开。

2. 把柚子肉放入锅中，加入适量清水，用中小火熬 1 小时，熬至黏稠即可。

3. 待放凉后，加入蔗糖、槐花蜜、盐，密封后放在冷藏柜中，大概 10 天后就可以开封，用温开水冲服。

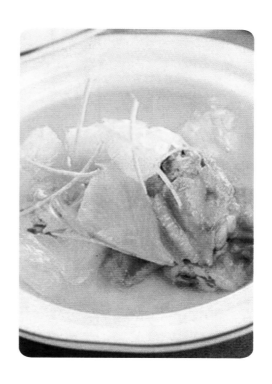

木瓜

解痉止痛兼美肤

别　　　名	木瓜实、秋木瓜。
性 味 归 经	味酸，性温；归肝、脾经。
建议食用量	50 ~ 100 克。

营养成分

胡萝卜素、维生素 C、氨基酸、凝乳酶、木瓜酶、木瓜蛋白酶、番木瓜碱、木瓜酵素、苹果酸、枸橼酸、皂苷等。

缓解更年期功效

木瓜中的凝乳酶有通乳作用，故可用于通乳，番木瓜碱可缓解痉挛疼痛，对更年期肝郁气滞引起的乳房胀痛、心烦胸闷等症有良好的功效。木瓜所含的木瓜酵素能促进肌肤代谢，帮助溶解毛孔中堆积的皮脂及老化角质，让肌肤显得更明亮、清新。

良方妙方

1. 乳肿：蒲公英、泽兰、金银花、白芷、木瓜、甘草为末，每6克酒下。

2. 因湿热阻滞经脉而引起的筋、肌疼痛：木瓜4个（蒸熟去皮研烂如泥），白沙蜜1000毫升炼净。将木瓜和白沙蜜调匀，放入瓷器内盛装。每日晨起用滚开水冲调1 ~ 2匙饮用。

食用功效

木瓜素有"万寿果"之称，含有胡萝卜素和丰富的维生素 C，有很强的抗氧化能力，可帮助机体修复组织，消除有毒物质，提高吞噬细胞的功能，促进炎症介质的消除，缓解局部疼痛。

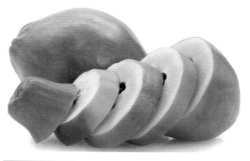

注意事项

不可多食，多食损齿及骨。胃酸多的人不宜多食。小便淋漓涩痛者慎食。

经典论述

1.《名医别录》："主湿痹邪气，霍乱大吐下，转筋不止。"

2.《食疗本草》："治呕哕风气，吐后转筋，煮汁饮之。"

3.《本草拾遗》："下冷气，强筋骨，消食，止水痢后渴不止，作饮服之。又脚气冲心，取一颗去子，煎服之，嫩者更佳。又止呕逆，心膈痰唾。"

4.《海药本草》："敛肺和胃，理脾伐肝，化食止渴。"

5.《日华子本草》："止吐泻奔豚及脚气水肿，冷热痢，心腹痛，疗渴。"

养生食谱

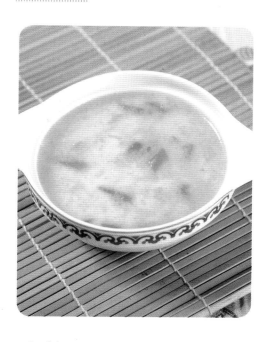

◆ 杏仁银耳炖木瓜

主　料： 木瓜 150 克。

辅　料： 水发银耳 100 克，水发杏仁 30 克，大枣 10 克。

调　料： 盐 1 克，冰糖 20 克。

药　材： 桑椹 10 克。

做　法：

1. 木瓜切粒备用。

2. 银耳用清水泡软，杏仁用淡盐水浸泡。

3. 锅内放水加入银耳、杏仁、大枣、木瓜、冰糖、盐熬开，再加入桑椹煮 5 分钟即可。

◆ 鲜奶雪蛤烩木瓜

主　料： 木瓜 150 克，鲜牛奶 50 毫升。

辅　料： 雪蛤油 2 毫升，冰糖适量。

做　法： 雪蛤提前泡发好，木瓜洗净去皮切菱形片；木瓜片中放入雪蛤和少许冰糖，放在炖盅内，隔水炖 15 分钟即可食用；食用时可加入鲜奶，味道更佳。

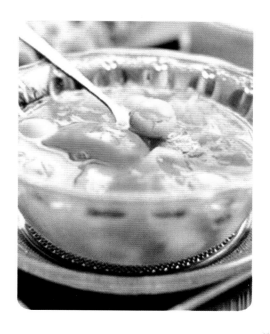

西瓜

清热解暑润肌肤

别　　　名　寒瓜、夏瓜、水瓜。

性 味 归 经　味甘，性寒；归心、
　　　　　　　胃、膀胱经。

建议食用量　每日 200 克左右。

营养成分

糖类、苹果酸、番茄红素、维生素 A、泛酸、维生素 B_{12}、维生素 C、蛋白酶、磷、钾、镁等。

缓解更年期功效

西瓜含有大量葡萄糖、苹果酸、果糖、番茄红素及丰富的维生素 C 等物质，是一种富有营养、纯净、食用安全的食品。西瓜是水果中的利尿专家，能促进体液代谢，带走炎症介质，达到清热解暑、除烦止渴、滋润肌肤、降压降脂之效。

良方妙方

1. 高血压：鲜西瓜皮 15 克，配决明子、玉米须各 10 克，每日 1 剂，煎水当茶饮，连用 15 天。

2. 糖尿病：鲜西瓜皮 1500 克，剔除残瓤和外皮，水煮至瓜皮稀烂，捞皮弃去，取水当茶频饮，每日 1 次。或鲜西瓜皮 50 克，配冬瓜皮 20 克，天花粉、玉竹各 15 克，每日 1 剂，水煎分 2 次服。

食用功效

西瓜中含有大量的水分，在急性热病发烧、口渴汗多、烦躁时，吃上一块又甜又沙、水分十足的西瓜，症状会显著改善；西瓜所含的糖和盐能利尿并消除肾脏炎症，所含的蛋白酶能把不溶性蛋白质转化为可溶性蛋白质，增加肾炎患者的营养；西瓜还含有能使血压降低的钾元素；吃西瓜后尿量会明显增加，这可以减少胆色素的含量，并可使大便通畅，对治疗黄疸有一定作用；新鲜的西瓜汁和鲜嫩的瓜皮可增加皮肤弹性，减少皱纹，增添皮肤光泽。

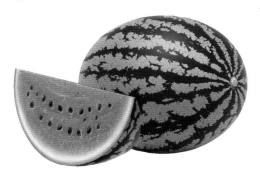

注意事项

若素体脾胃虚寒，大便溏泄者，少食为佳。糖尿病、肾功能不全者及感冒患者忌食。

经典论述

1.《日用本草》："消暑热，解烦渴，宽中下气，利小水，治血痢。"

2.《饮膳正要》："主消渴，治心烦，解酒毒。"

◆ 西瓜翠皮茶

主　料：鲜西瓜皮（西瓜翠衣）150 克，鲜茅根 15 克。

调　料：冰糖适量。

做　法：

1.鲜西瓜皮去外皮及红色果肉，捣碎；鲜茅根洗净，切碎。

2.将上述材料连同冰糖一起放入杯中，冲入沸水，盖盖子闷泡 5 ~ 10 分钟后饮用。

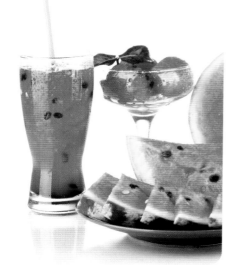

◆ 西瓜汁

主　料：西瓜 200 克，柠檬 1/2 个。

调　料：蜂蜜、冰块各适量。

做　法：西瓜切皮去籽后切成小块，柠檬去皮也切成小块，与蜂蜜、冰块一起打成西瓜汁即可。

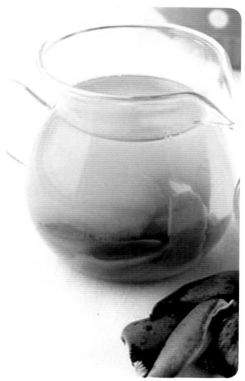

雪梨

润肺去燥助安眠

别　　　　名	香水梨、青梨。
性 味 归 经	味甘、微酸，性凉；归肺、胃经。
建议食用量	每日 1 ~ 2 个（200 ~ 300 克）。

营养成分

蛋白质、脂肪、果胶、维生素 B_1、维生素 B_2、维生素 C、胡萝卜素、葡萄糖、果糖、蔗糖、有机酸、苹果酸、钙、磷、铁等。

缓解更年期功效

雪梨含有大量蛋白质、钙、铁、果糖、苹果酸及多种维生素等。钙有镇静作用，当钙缺乏时，神经系统兴奋性增高，就会出现易醒、烦躁等症状。缺铁也会导致难以入睡，因此多食梨能改善更年期失眠症状。

良方妙方

1. 失眠口干：雪梨 1 个，川贝母10 克。雪梨去皮切片，川贝母打碎，加入冰糖少许，共炖汤服。

2. 肺痿声哑，气急哮喘，久嗽：生姜 30 克，雪梨 5 个。共捣汁，去滓，加蜜 120 克，共煎 1 滚，入瓷瓶内封固，不拘时服。

3. 温热伤津，口渴甚者：用大碗盛清冷甘泉，将梨薄切，浸入水中，少顷，水必甘美。但频饮其水，勿食其滓。

食用功效

雪梨中含有丰富的维生素和矿物质。雪梨鲜嫩多汁，86% 都是水分，能促进食欲，祛痰止咳，对咽喉有养护作用。雪梨性凉并能清热镇静，能改善头晕目眩等症状；雪梨中的果胶含量很高，有助于消化、通利大便。雪梨含有大量的水和有机酸等物质，有降火解暑的功效，有利于大小便畅通，是天热时补充水分和营养的佳品。

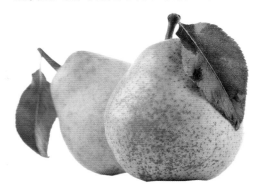

注意事项

腹泻、胃寒者少食或不食。

经典论述

1.《本草通玄》："生者清六腑之热，熟者滋五脏之阴。"

2.《本草求原》："梨汁煮粥，治小儿疳热及风热昏躁。"

3.《本草纲目》："润肺凉心，消痰降火，解疮毒酒毒。"

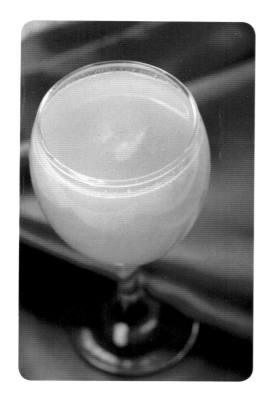

◆ 首乌雪梨炖百合

主　料：雪梨 150 克。

辅　料：百合 50 克，蜂蜜 30 毫升，枸杞子 3 克，何首乌 2 克。

调　料：盐 2 克，水 450 毫升。

做　法：

1.雪梨去皮切菱形块，百合、枸杞子洗净滤干备用。

2.取干净砂煲加水、蜂蜜、雪梨、何首乌小火煲制 20 分钟后加点盐，后放百合、枸杞子即可。

◆ 雪梨汁

主　料：雪梨 1 个。

调　料：冰糖适量。

做　法：

1.雪梨洗净，去皮去核切成小块。

2.放入榨汁机，加适量白开水及冰糖，榨成果汁即可。

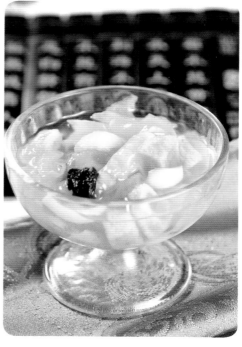

苹果
健脾补气又安神

别　　　名　滔婆、柰、柰子。

性味归经　味甘、酸，性平；归脾、肺经。

建议食用量　每日 1 ～ 2 个。

营养成分

糖类、蛋白质、脂肪、粗纤维、胶质、有机酸、胡萝卜素、维生素 B_1、维生素 B_2、维生素 C、烟酸、山梨醇、香橙素、黄酮类化合物、钾、钙、镁、硫、铜、碘、锰、磷、铁、锌等。

缓解更年期功效

苹果中的营养物质有健脾、补气、生津、安定神经的功效，能够舒缓更年期焦虑紧张、郁郁寡欢、神经性头痛等不适。

良方妙方

1. 阴虚便秘：苹果 1 个（约 300 克），生地黄 15 克，蜂蜜 30 毫升。生地黄煎水取汁 200 毫升。苹果洗净，去皮去核，切碎，榨汁，加入生地黄汁，调入蜂蜜即成。早晚温服。

2. 咽干口渴：鲜苹果 1000 克，切碎捣烂，绞汁，熬成稠膏，加蜂蜜适量混匀。每次 1 匙，温开水送服。具有益胃生津、改善胃阴不足的功效。

3. 嘴唇生热疮、牙龈发炎、舌裂：将苹果连皮切成 6 ～ 8 瓣，放入冷水锅内煮，待水开后，将苹果取出，连皮吃下。每日 1 次，每次 1 个，连吃 7 ～ 10 个可愈。

食用功效

在空气污染的环境中，多吃苹果可改善呼吸系统和肺功能，保护肺部免受污染和烟尘的影响；苹果中含的多酚及黄酮类天然化学抗氧化物质，可以减少患癌的危险；苹果中富含粗纤维，可促进肠胃蠕动，协助人体顺利排出废物，减少有害物质对皮肤的危害；苹果中含有大量的锌等矿物质，可使皮肤细腻、润滑、红润有光泽。

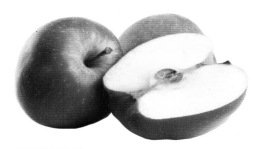

经典论述

1.《滇南本草图说》："治脾虚火盛，补中益气。同酒食治筋骨疼痛。搽疮红晕可散。"

2.《医林纂要》："止渴，除烦，解暑，去瘀。"

3.《随息居饮食谱》："润肺悦心，生津开胃，醒酒。"

养生食谱

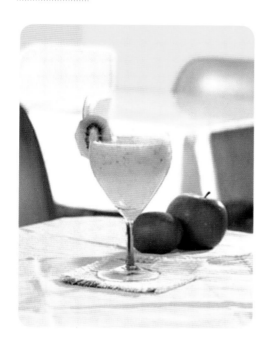

◆ 猕猴桃菠萝苹果汁

主　料：猕猴桃 1 个，菠萝半个，苹果 1 个。

做　法：

1. 用勺将猕猴桃果肉挖出。

2. 苹果洗净，去核，切块。

3. 菠萝去皮，切块，用淡盐水浸泡 10 分钟。

4. 将猕猴桃果肉、苹果和菠萝倒入榨汁机中，加适量凉开水，搅打成汁即可。

◆ 苹果鸡

主　料：鸡肉 500 克，苹果 2 个，水发口蘑 25 克。

调　料：葱、姜、酱油、醋、白糖、盐、淀粉、清汤、植物油各适量。

做　法：

1. 将口蘑切成薄片；将鸡肉切成小块；苹果也切成小块；将鸡块冷水下锅汆烫好后捞出。

2. 锅置火上，倒入植物油后放葱、姜煸香，入汆烫好的鸡块快炒，放入白糖和醋快速翻炒后，倒少许酱油上色，然后加入切好的苹果、口蘑翻炒几下。

3. 加少许水盖上盖子煮至汤汁收干即可出锅。

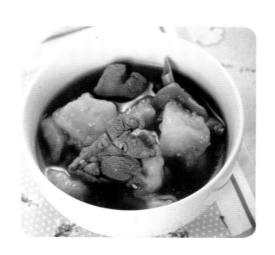

花生

健脑益气防衰老

别　　　名　落花生、长寿果。

性 味 归 经　味甘，性平；归脾、
　　　　　　　肺经。

建议食用量　每餐80～100克。

营养成分

蛋白质、糖类、氨基酸、不饱和脂肪酸、卵磷脂、胆碱、胡萝卜素、粗纤维、维生素、硫胺素、白藜芦醇、核黄素、烟酸、钙、磷、铁等。

缓解更年期功效

花生的营养极其丰富，所以它具有较突出的食疗保健作用。常食花生可促进脑细胞发育、增强记忆力、提高智力、防止过早衰老。同时，花生中含有脂溶性维生素E，溶于花生油脂中，能维持有机体的正常生理功能，延长细胞寿命，有利于长寿，所以花生被称作"健脑长寿食品"。

良方妙方

1. 高血压：用醋浸花生仁7日以上，每晚服7～10粒；或鲜花生叶煎水代茶饮。

2. 咳嗽多痰：花生米、百合、北沙参各15克，水煮后加适量冰糖服用，每日3次。

3. 带下：花生米200克，冰片15克共捣如泥，分2次服，每日空腹时白开水送下。

4. 慢性肾炎：花生米（连皮）、红枣各60克，煎汤代茶饮，食花生米和枣，连服1周。

5. 久咳：花生米、大枣、蜂蜜各30克，水煎后饮汤，每日2次，枣、花生米吃下。

食用功效

中医学认为，花生米煮熟性平，炒熟性温，具有和胃、润肺、化痰、补气、生乳、滑肠之功，经常食用可治营养不良、咳嗽痰多、产后缺乳等症，对慢性肾炎、腹水、声音嘶哑等病也有辅助治疗作用。

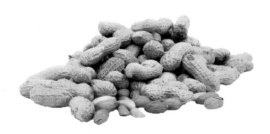

注意事项

花生含油脂多，消化时会消耗较多的胆汁，因此胆病患者不宜食用。

经典论述

1.《本草纲目》："花生悦脾和胃，润肺化痰，滋养补气，清咽止痒。"

2.《药性考》："生研用下痰；炒熟用开胃醒脾，滑肠，干咳者宜餐，滋燥润火。"

养生食谱

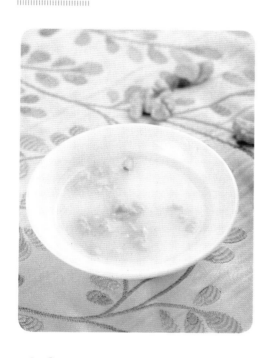

◆ 核桃花生牛奶羹

主　料：核桃仁、花生仁各50克，牛奶50毫升。

调　料：白糖适量。

做　法：

1.将核桃仁、花生仁炒熟，研碎。

2.锅置火上，倒入牛奶大火煮沸后，下核桃碎、花生碎，稍煮1分钟，再放白糖，待白糖溶化即可。

◆ 猪肝花生粥

主　料：大米200克，鲜猪肝100克，花生仁50克，胡萝卜、西红柿、菠菜各适量。

调　料：盐、香油、鸡汤各适量。

做　法：

1.鲜猪肝、胡萝卜、西红柿分别洗净，切碎。菠菜焯烫后，切碎。

2.将大米、花生仁淘洗干净，放入电饭锅中煮成粥。

3.将猪肝末、胡萝卜末放入锅内，加鸡汤煮熟后，和西红柿碎、菠菜碎一起放入煮好的花生粥内。煮至粥稠，加盐、香油调味即可。

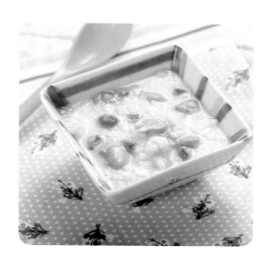

板栗

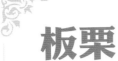

补肾强腰抗衰老

别　　　名	大栗、栗果、毛栗。
性味归经	味甘，性温；归脾、胃、肾经。
建议食用量	每次10个（约50克）。

营养成分

蛋白质、糖类、淀粉、脂肪、碳水化合物、灰分、维生素B、脂肪酶、氨基酸、磷、铁、钙等。

缓解更年期功效

板栗中所含丰富的氨基酸、维生素和矿物质，具有养胃健脾、壮腰补肾、活血止血的功效，对高血压、冠心病、动脉硬化、骨质疏松等患者有益，是抗衰老、延年益寿的滋补佳品。

良方妙方

1. 老年体弱、气血两虚：栗子肉100克，香菇60克，加调料适量，一起炒食。

2. 老人肾虚、腰腿酸软、脾胃虚弱：每日早晚各吃风干生栗子7个，细嚼成浆咽下。或新鲜栗子30克，火堆中煨熟吃，每日早晚各1次。

3. 肾气虚弱、脾胃不足：栗子肉500克，白糖250克，栗子煮熟，捣烂加糖，制成糕饼后食用。

4. 筋骨肿痛：板栗果捣烂敷患处。

5. 气管炎：板栗肉250克，煮瘦肉服。

食用功效

板栗的碳水化合物含量高，能提供人体较多热量，提高人体抗寒能力，能有效缓解肾病患者出现的形寒肢冷、小便清长等症状。板栗还能维持牙齿、骨骼、血管肌肉的正常功能，帮助脂肪代谢，具有益气健脾、滋补胃肠的功效。板栗含糖量低，糖尿病患者可每日吃6～7粒。

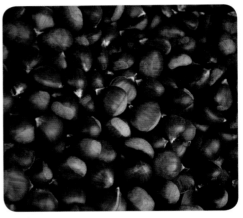

注意事项

多食滞脾恋膈，风湿病患者禁用。

经典论述

1.《名医别录》："主益气，厚肠胃，补肾气，令人忍饥。"

2.《本草纲目》："有人内寒，暴泄如注，令食煨栗二三十枚，顿愈。肾主大便，栗能通肾，于此可验。"

3.《滇南本草》："生吃止吐血、衄血、便血，一切血证俱可用。"

养生食谱

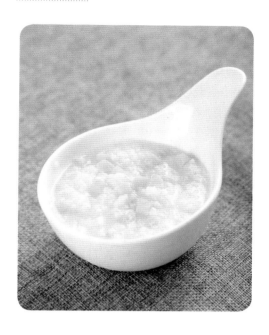

◆ 板栗扒娃娃菜

主　料：娃娃菜 350 克。

辅　料：板栗 100 克，奶汤 200 毫升。

调　料：盐 5 克，鸡粉 3 克，鸡油 10 毫升，水淀粉 25 毫升。

做　法：

1. 将娃娃菜去掉老叶留嫩芯，底部打十字刀焯水至熟后撕开码放盘中。

2. 板栗加少许清水，加白糖蒸软，去汤码放在娃娃菜上。

3. 锅内放入奶汤，加盐、鸡粉、鸡油调好，大火烧开后，用水淀粉勾芡淋上即可。

◆ 栗子粥

主　料：大米 200 克，栗子 50 克。

调　料：白糖适量。

做　法：

1. 大米洗净，用水浸泡 1 小时；栗子煮熟、去皮、切碎。

2. 锅置火上，加适量清水，放入泡好的大米，用小火熬粥。

3. 待粥沸时，加入碎栗子，再用小火煮 10 分钟左右至熟，粥黏稠后加入白糖调味即可。

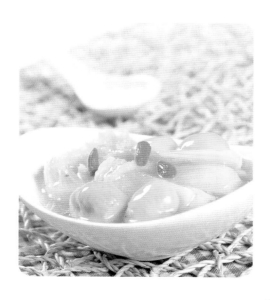

黑芝麻

养血益精补体质

别　　　名	胡麻、乌麻、巨胜子。
性味归经	味甘，性平；归肝、肾、大肠经。
建议食用量	每日 10 ~ 20 克。

营养成分

蛋白质、脂肪、芝麻素、花生酸、芝麻酚、油酸、棕榈酸、硬脂酸、甾醇、卵磷脂、维生素 A、维生素 B、维生素 D、维生素 E、钙、钾、磷、铁等。

缓解更年期功效

黑芝麻含有优质蛋白质和不饱和脂肪酸等营养价值高的物质，能调补体质，适用于肝肾不足、五脏虚亏、筋骨不坚、眩晕、耳鸣、头痛、头发早白、肠燥便秘等症。黑芝麻中所含的钾进入人体后能促进钠盐的排出，且富含不饱和脂肪酸，对维护女性心血管健康有益。黑芝麻中的钙含量很高，且容易被人体吸收利用，可有效防治骨质疏松。

良方妙方

1. 神经衰弱：黑芝麻、核桃仁、桑叶各 60 克，捣烂为泥，捏成小丸，每次 10 克，每日 2 次。

2. 须发早白、头晕眼花：黑芝麻200 克，蒸熟炒香，研细末，用蜜为丸。每次服 20 克，每日 3 次。

3. 便秘：黑芝麻、核桃仁各 30 克，共捣烂，加蜂蜜 20 毫升，用开水搅匀，一次服下。

食用功效

黑芝麻中含有丰富的脂肪，其主要成分是油酸、亚油酸、亚麻酸等不饱和脂肪酸，这些不饱和脂肪酸能减少机体内胆固醇的沉积，预防肥胖和心血管疾病。黑芝麻中丰富的维生素 E 可以减少体内脂褐质的积累，能起到延缓衰老的功效。它还含有丰富的卵磷脂，不但可以防止头发过早变白和脱落，保持头发秀美，而且能够润肤美容，使人体保持和恢复青春的活力。

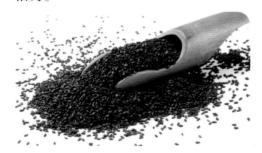

注意事项

患有慢性肠炎、便溏腹泻者忌食。

经典论述

1.《神农本草经》："主伤中虚羸，补五脏，益气力，长肌肉，填脑髓。"

2.《本草备要》："补肝肾、润五脏，滑肠。"

养生食谱

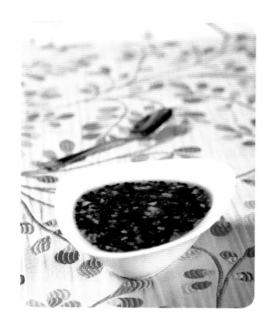

◆ 葵花籽黑芝麻糊

主　　料：黑芝麻 200 克。

辅　　料：葵花籽 100 克。

调　　料：白糖 20 克，淀粉 10 克。

做　　法：

1. 黑芝麻用打碎机打成粉备用。

2. 锅置火上，锅内放入水适量，加入黑芝麻粉、白糖、葵花籽烧开，加入水淀粉勾芡出锅即可。

◆ 蜂蜜黑芝麻酪

主　　料：黑芝麻 50 克。

辅　　料：蜂蜜 20 毫升，花生碎 30 克。

调　　料：淀粉 10 克。

做　　法：

1. 黑芝麻放入打碎机打成茸备用。

2. 锅置火上，锅内放入水 300 毫升加入黑芝麻茸、蜂蜜、花生碎，小火熬 2 分钟加入水淀粉勾芡即可。

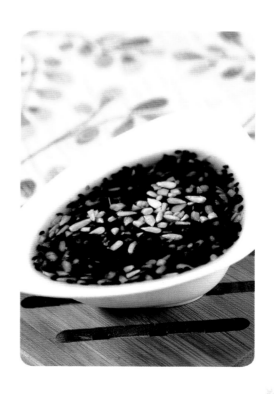

核桃

补益调养助安眠

别　　　　名　核桃仁、胡桃。

性 味 归 经　味甘，性温；归肾、
　　　　　　　肺、大肠经。

建议食用量　每次 5 ～ 10 个。

营养成分

蛋白质、脂肪、亚油酸、油酸、亚麻酸、烟酸、泛酸、维生素 B_1、维生素 B_2、维生素 B_6、维生素 E、叶酸、铜、镁、钾、磷、铁等。

缓解更年期功效

核桃仁含有较多的蛋白质及人体必需的不饱和脂肪酸。这些成分是大脑组织细胞代谢的重要物质，能滋养脑细胞，增强脑功能，改善睡眠质量，常用于辅助治疗更年期神经衰弱、失眠、健忘、多梦等症状。

良方妙方

1. 肾虚腰痛：核桃仁 60 克，切细，注以热酒，另加红糖调服。

2. 神经衰弱：核桃仁、黑芝麻各 30 克，桑叶 60 克，共捣烂如泥为丸（每丸重 3 克），每次 3 丸，每日 2 次。

3. 高血压：核桃仁 10 ～ 15 克，粳米 50 ～ 100 克。先将核桃仁捣烂如泥，加水研汁去渣，同粳米煮为稀粥。每日服 1 次，7 ～ 10 日为一疗程。

食用功效

核桃仁有防止动脉硬化、降低胆固醇的作用；核桃仁含有大量维生素 E，经常食用有润肌肤、乌须发的功效，可以令皮肤滋润光滑，富于弹性；当感到疲劳时，嚼些核桃仁，有缓解疲劳和压力的功效。核桃仁中钾含量很高，适合高血压患者食用。

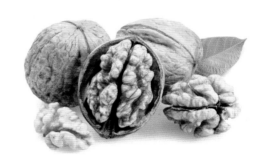

注意事项

腹泻、阴虚火旺、痰热咳嗽、便溏腹泻、内热盛及痰湿重者均不宜食用。

经典论述

1. 《本草拾遗》："食之令人肥健。"

2. 《医学衷中参西录》："胡桃，为滋补肝肾、强健筋骨之要药，故善治腰疼腿痛，一切筋骨疼痛。为其能补肾，故能固齿牙，乌须发，治虚劳喘嗽，气不归元，下焦虚寒，小便频数，女子崩带诸症。其性又能消坚开瘀，治心腹疼痛，砂淋、石淋堵塞作痛。"

养生食谱

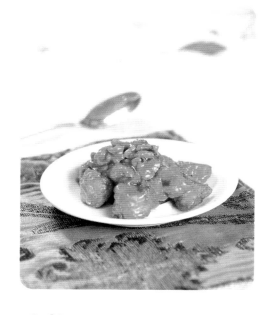

◆ 凉拌核桃黑木耳

主　料：黑木耳 150 克，核桃仁 50 克。

辅　料：红绿辣椒适量。

调　料：姜、蒜、调味料各适量。

做　法：

1. 黑木耳洗净撕小块，红绿辣椒切丝，姜、蒜切末。

2. 黑木耳、红绿辣椒丝焯水，备用。

3. 核桃仁用小火炒香。

4. 碗中放入黑木耳、红绿辣椒丝、核桃仁和姜、蒜末，加入调味料拌匀即可。

◆ 酱爆核桃鸡丁

主　料：鸡丁 300 克，干核桃仁 100 克。

调　料：料酒、植物油、淀粉各适量，甜面酱 15 克，味精 2 克，白糖 15 克，香油 2 毫升。

做　法：

1. 鸡丁上浆滑油备用。

2. 核桃仁轻炸熟备用。

3. 锅内放油加入甜面酱、盐、白糖、味精、料酒调好口，放入鸡丁、核桃仁翻炒均匀，淋香油即可。

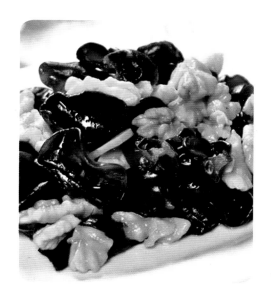

第三节 五谷杂粮巧搭配，吃出健康和营养

小麦

养心安神调肠胃

别　　　名	麸麦、浮麦、浮小麦。
性味归经	味甘，性凉；归心、脾、肾经。
建议食用量	每餐 80 ～ 100 克，或根据自己的食量调节。

营养成分

淀粉，蛋白质，脂肪，膳食纤维，矿物质，麦芽糖酶，蛋白分解酶，淀粉酶，硫胺素，核黄素，烟酸，维生素 A、B 族维生素，维生素 E，钙，磷，铁等。

缓解更年期功效

小麦富含淀粉、植物蛋白、B 族维生素和矿物质，能营养神经，是抗忧郁食物，对缓解更年期心烦抑郁、失眠健忘有一定的功效。其膳食纤维可促进肠壁蠕动，有助于缓解更年期便秘。

良方妙方

1. 神经衰弱：小麦 30 克，大枣 10 枚，甘草 9 克。水煎服，每日 1 剂，15 日为 1 疗程。

2. 眩晕：浮小麦、黑豆各 30 克，水煎服。

食用功效

小麦的蛋白质含量比大米高，而且还含有大米所缺乏的维生素 E、麦芽糖酶、蛋白分解酶和淀粉酶，所以面食比米饭容易消化。中医学认为，小麦益肾养心安神，调肠胃，除热止渴。小麦淘洗时轻浮瘪瘦者为浮小麦，具有除虚热、敛汗、镇静安神的功效。小麦麸可除心烦、止消渴，而以小麦粉水洗得的面筋，性甘凉，为素食中的佳品，功能为益气和中，痨热病人宜煮食之。

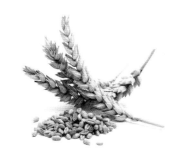

注意事项

糖尿病患者不适宜食用。体弱的人因为肠胃功能不完善，应禁食或少食含麦麸的食物。

养生食谱

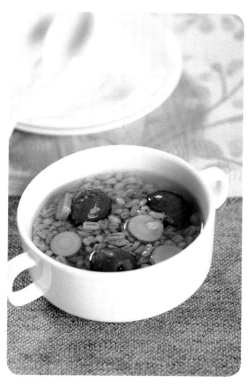

◆ 甘麦大枣茶

主　料：小麦、大枣各 30 克，甘草、洞庭碧螺春各 6 克。

辅　料：蜂蜜适量。

做　法：

1. 将甘草、小麦研成粗末。

2. 将粗末、大枣、洞庭碧螺春放入保温杯中，用沸水冲泡 15 分钟，加蜂蜜即可。

3. 每日 1 剂，不拘时，代茶饮。

◆ 小麦大枣粥

主　料：甘草、小麦各 10 克，大枣 5 枚。

做　法：小麦、甘草、大枣用冷水浸泡后，用小火煎煮，半小时为 1 煎，共煎煮 2 次，合并煎液。每日 2 次，早晚温服，喝汤食枣。

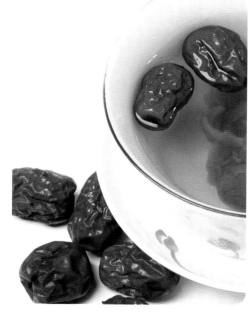

玉米

补钙抗衰皆有效

别　　　名	棒子、苞米、苞谷。
性味归经	味甘，性平；归脾、胃、肾经。
建议食用量	每餐 80～100 克。

营养成分

蛋白质、脂肪、淀粉、谷氨酸、卵磷脂、维生素 B_2、维生素 B_6、维生素 A、维生素 E、胡萝卜素、纤维素、磷、硒、钙、镁、铁等。

缓解更年期功效

玉米被称为黄金食品，含有大量的钙质，可有效预防更年期骨质疏松。玉米中的谷氨酸还可以刺激大脑细胞，增强人体的脑力和记忆力。玉米胚尖所含的营养物质可增强人体新陈代谢，调节神经系统功能，能起到使皮肤细嫩光滑，抑制、延缓皱纹产生的作用。

良方妙方

1. 糖尿病：玉米须 50～100 克，水煎，分 2 次 1 日服完。连服见效。

2. 高血压：玉米须 15～25 克，加冰糖适量，煎水代茶常饮；或干玉米须 60 克，煮水喝，每日 3 次。

3. 高脂血症：常以玉米油炒菜食之。

4. 咳嗽：玉米须、橘皮各适量，水煎服。

食用功效

玉米含有丰富的钙、磷、硒和卵磷脂、维生素 E 等，均具有降低胆固醇的作用。玉米含有的不饱和脂肪酸中，亚油酸的比例高达 60％以上。它和玉米胚芽中的维生素 E 协同作用，可降低血液胆固醇浓度并防止其沉积于血管壁，对冠心病、动脉粥样硬化、糖尿病、高脂血症及高血压等都有一定的预防和治疗作用。

玉米还是一种减肥食物。因为玉米是一种粗纤维食物，等量的玉米和米饭相比所含的热量相差无几，但是玉米可以帮助肠道蠕动，进而促进消化和吸收，减少体内脂肪的堆积，对减肥有辅助作用。

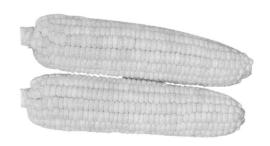

注意事项

脾胃虚弱者，食后易腹泻。

经典论述

1.《本草推陈》："煎服有利尿之功。"

2.《本草纲目》："调中和胃。"

养生食谱

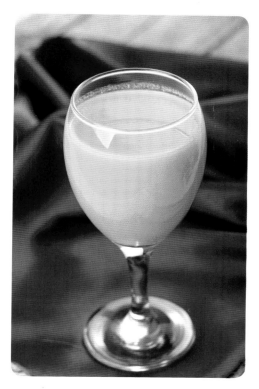

◆ 小白菜玉米粥

主　料：小白菜、玉米面各50克。

做　法：

1. 小白菜洗净。入沸水中焯烫，捞出，切成末。

2. 用温水将玉米面搅拌成浆，加入小白菜末，拌匀。

3. 锅置火上，加水煮沸，下入小白菜玉米浆，大火煮沸即可。

◆ 玉米汁

主　料：鲜玉米1个。

做　法：

1. 玉米煮熟，放凉后把玉米粒放入器皿里。

2. 按1：1的比例，把玉米粒和白开水放入榨汁机里榨汁即可。

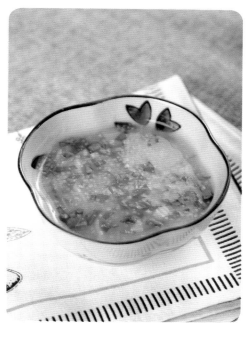

红薯

补充能量治便秘

别　　　　名　地瓜、甘薯。

性味归经　味甘，性平；归脾、胃、大肠经。

建议食用量　每次约 150 克。

营养成分

糖、蛋白质、淀粉、脂肪、粗纤维、亚油酸、胡萝卜素、维生素 B_1、维生素 B_2、维生素 C、钙、磷、镁、铁等。

缓解更年期功效

红薯所含的黏液蛋白、膳食纤维、糖分等，能补充热量、促进肠道蠕动，可改善老年性便秘、乏力等症状。还含有消除体内活性氧的成分，可以有效预防衰老和动脉硬化。

良方妙方

1. 乳腺炎：红薯洗净去皮，切碎捣烂，敷患处，觉局部发热即换，敷数日可好转。

2. 便秘：用洗净的鲜红薯叶 250 克，加少许食用油、盐炒食，一次吃完，早晚空腹各食 1 次。

3. 浮肿病：用洗净的红薯 500 克，挖洞，放入生姜 3 片，烤熟，每日早晚各吃 250 克。连续服用。

4. 糖尿病：鲜红薯叶 100 克，鲜冬瓜适量水煎服；或干藤 50 克、干冬瓜皮 12 克水煎服，对糖尿病有辅助治疗作用。

食用功效

红薯含有丰富的淀粉、维生素、纤维素等人体必需的营养成分，还含有丰富的镁、磷、钙等矿物元素和亚油酸等。这些物质能控制胆固醇的沉积，保持血管弹性，防止亚健康和心脑血管疾病。红薯中还含有大量黏液蛋白，能够防止肝脏和肾脏结缔组织萎缩，提高人体免疫力。红薯中还含有丰富的矿物质，对于维持和调节人体功能，起着十分重要的作用，其中的钙和镁可以预防骨质疏松症。

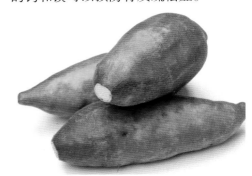

注意事项

由于甘薯的淀粉颗粒较大，进入人体肠胃道以后刺激胃酸分泌，产生大量二氧化碳气体，引起腹胀、打嗝、吐酸水，所以，吃红薯要蒸熟煮透。

经典论述

《本草纲目》："补虚乏，益气力，健脾胃，强肾阴，功同薯蓣。"

养生食谱

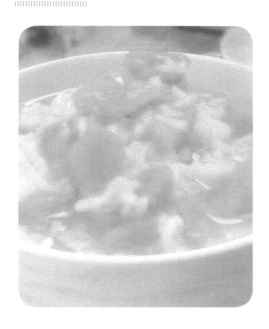

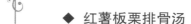

◆ 红薯板栗排骨汤

主　料： 猪小排 200 克。

辅　料： 红薯 50 克，板栗 35 克。

调　料： 盐 5 克，味精 3 克，葱、姜、植物油各适量。

做　法：

1. 排骨剁成小块飞水备用。

2. 红薯去皮切成块，板栗去皮备用。

3. 锅内放少许油爆香葱姜，放排骨煸炒去除腥味，加水烧开转小火慢炖 30 分钟，放入栗子和红薯加盐、味精调好味，慢火炖 15 分钟，红薯软后即可。

◆ 红薯粥

主　料： 红薯 500 克，粳米 100 克。

做　法：

1. 将洗净的红薯去皮切成丁，粳米淘洗干净。

2. 在锅中放入适量的清水，将红薯丁和粳米放进去一起煮粥。

3. 先用大火烧开，然后换成小火熬成粥即可。

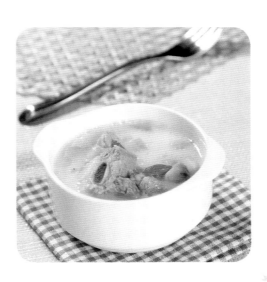

小米

滋阴补血面色佳

别　　　名　粟米、谷子、秫子。

性味归经　味甘，性微寒；归胃经。

建议食用量　每餐 50 ～ 80 克。

营养成分

蛋白质、脂肪、碳水化合物、胡萝卜素、维生素 B_1、维生素 A、维生素 D、维生素 C、维生素 B_{12}、钙等。

缓解更年期功效

小米含有的类雌激素物质，有利于调节更年期妇女的雌激素平衡，进而起到滋阴补血的功效。小米还具有健脾、和胃、安眠等功效。

良方妙方

1. 失眠：用莲子、龙眼、百合配小米熬粥，有助睡眠。

2. 泄泻：小米 50 ～ 100 克，怀山药 15 ～ 20 克，大枣 5 ～ 10 枚。共煮粥服食。

3. 反胃：小米磨成粉，做成梧桐子大小，每次煮熟后服 6 ～ 10 克，加少量盐吞服。

4. 腹痛：锅巴烧焦研末，用温水送服 5 克，每日服 3 次。

5. 鹅掌风：糠油不拘多少，擦患处 2 次即愈。

食用功效

一般粮食含胡萝卜素较少，而小米每 100 克中含量达 100 微克，维生素 B_1 的含量也非常高。因此，对于老弱病人来说，小米是理想的滋补品。

小米中含有多种维生素和矿物质，能抑制血管收缩，有效降压，防治动脉硬化，同时，还可健脾益气、补虚、降脂降糖。

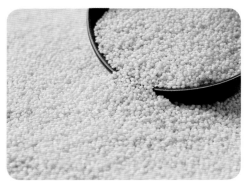

注意事项

气滞者忌用；素体虚寒、小便清长者少食。

经典论述

1.《本草纲目》："粟米味咸淡，气寒下渗，肾之谷也，肾病宜食之。虚热消渴泻痢，皆肾病也，渗利小便，所以泄肾邪也。降胃火，故脾胃之病宜食之。"

2.《本草衍义补遗》："粟，陈者难化。所谓补肾者，以其味咸之故也。"

3.《随息居饮食谱》："粟米功用与籼米略同，而性较凉，患者食之为宜。"

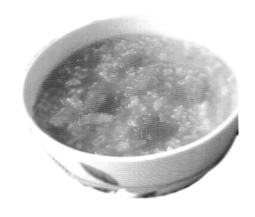

◆ 小米炖辽参

主　料： 辽参1条，小米25克。

辅　料： 清汤1000毫升，浓汤850毫升，料酒20毫升。

做　法：

1.将发好的辽参，用加了料酒的水汆两遍，然后用清汤煨制入味，待用。

2.小米放在浓汤中炖成粥状，待用。

3.将炖好的海参放入小米浓汤粥中，上火再蒸10分钟即可。

◆ 小米南瓜粥

主　料： 小米100克，南瓜20克。

做　法：

1.小米洗净，南瓜去皮剔瓤，切成半寸见方的丁状或片状。

2.把小米和南瓜丁一起放入锅中，加适量清水，大火煮开后，小火煲约30分钟，熬出的粥色泽金黄即可。

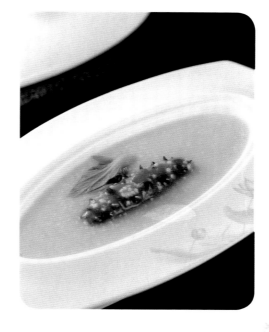

红豆

补血养颜降血脂

别　　　名　赤小豆、红小豆。

性味归经　味甘、酸，性平；
　　　　　　归心、小肠、肾、
　　　　　　膀胱经。

建议食用量　每餐约30克。

营养成分

蛋白质、碳水化合物、粗纤维、三萜皂苷、灰分、硫胺素、核黄素、烟酸、钙、磷、铁等。

缓解更年期功效

红豆含粗纤维物质丰富，临床上有降血脂、降血压、改善心脏活动功能等功效；富含铁质，促进造血，可改善缺铁性贫血，让人面色红润。

良方妙方

1. 水肿：赤小豆120克，水煎当茶饮；或以赤小豆研细末，每次9克，日以温开水冲服3次；或赤小豆与鲤鱼、鲫鱼、雌鸡等煮食。

2. 肝硬化腹水：取赤小豆500克，活鲤鱼1条（重500克以上），同放锅内，加水2000～3000毫升清炖，至赤小豆烂透为止。将赤小豆、鱼和汤分数次服下。

3. 腮腺炎：赤小豆1撮，捣为细面，水调糊状，敷腮部。

4. 丹毒：赤小豆捣为细末，与鸡蛋清调和均匀，涂敷患处，效佳。

食用功效

红豆具有止泻、消肿、滋补强壮、健脾养胃、利尿、抗菌消炎、解除毒素等功效。而且红豆还能增进食欲，促进肠胃消化吸收。用红豆与红枣、桂圆一起煮可用来补血。此外，红豆可治疗肾脏病、心脏病所导致的水肿。

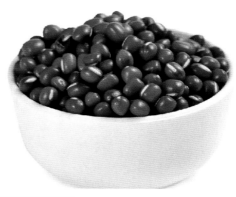

注意事项

红豆不可久食，久食令人黑瘦。阴虚而无湿热者及小便清长者忌食。被蛇咬者百日内忌食红豆。

经典论述

1.《滇南本草》："补中理气，滋肾益神。蒸服，可治诸虚百损。"

2.《食疗本草》："散气，去关节烦热，令人心孔开，止小便数；绿赤者，并可食。暴利后气满不能食，煮一顿服之。"

养生食谱

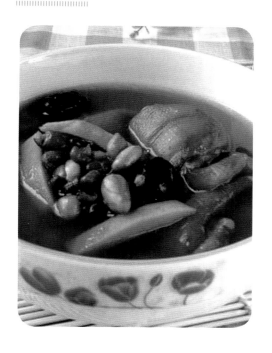

◆ 薏苡仁苦瓜红豆粥

主　料：薏苡仁、红豆各 50 克，苦瓜 30 克，粳米 100 克。

做　法：

1. 将薏苡仁、红豆先用温水泡 30 分钟洗净备用，苦瓜洗净去瓤切片备用。

2. 锅上火加水适量，放入粳米、红豆和薏苡仁，同煮八成熟后再放入苦瓜煮熟成粥即可。

◆ 猪腿红豆汤

主　料：猪腿肉 250 克，红豆 120 克，花生米、莲藕、大枣各适量。

调　料：精盐 6 克。

做　法：

1. 猪腿肉、红豆、大枣洗净；莲藕洗净去皮切块。

2. 将猪腿肉和红豆、花生米、莲藕块、大枣一起炖汤煮至熟烂。每日 1 次，连用 49 天。

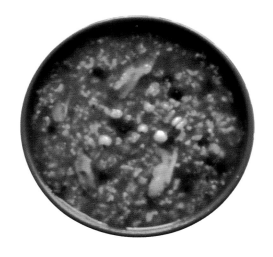

黄豆

健脾补气血

别　　　名	黄大豆、菽豆。
性味归经	味甘，性平；归脾、大肠经。
建议食用量	每日约40克。

营养成分

蛋白质、脂肪、氨基酸、维生素E、卵磷脂、皂苷素、大豆异黄酮、磷、钙、铁、锌等。

缓解更年期功效

黄豆含有的大豆异黄酮是一种结构与雌激素相似，具有雌激素活性的植物性雌激素，能调节人体内雌激素的水平，能有效延迟女性细胞衰老，使皮肤保持弹性，减少钙流失。还含有丰富的钙元素，可以预防更年期女性因缺钙引起的骨质疏松。

良方妙方

1. 习惯性便秘：每日以黄豆皮20克，水煎，分3次服。

2. 带下：豆浆1碗，白果仁10粒捣碎，冲入豆浆内炖温内服。每日1次，连服数日。

3. 手足肿痛：黄豆30克，白矾6克，花椒9克，水煎，趁热先熏后洗，每日1次。

4. 胃炎、胃溃疡及消化不良：黄豆500克，猪苦胆1个。洗净后混合浸泡2～3天，炒熟粉碎。每次2～3克冲服，每日3次。

食用功效

黄豆蛋白质中所含必需氨基酸比较齐全，尤其富含赖氨酸，正好补充谷类赖氨酸不足的缺陷，而黄豆中缺乏的蛋氨酸，又可从谷类得到补充，因此谷豆混食是科学的食用方法。黄豆脂肪中的亚麻酸及亚油酸，有降低胆固醇的作用；卵磷脂含量也较多，对神经系统的发育有好处。

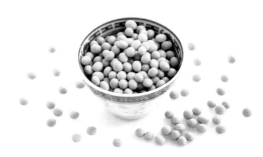

注意事项

多食塞气、生痰、动嗽，令人身重，发疮疥。

经典论述

1.《本草汇言》："煮汁饮，能润脾燥，故消积痢。"

2.《本经逢原》："误食毒物，黄大豆生捣研水灌吐；诸菌毒不得吐者，浓煎汁饮之；又试内痈及臭毒腹痛，并与生黄豆嚼，甜而不恶心者，为上部有痈脓及臭毒发瘀之真候。"

养生食谱

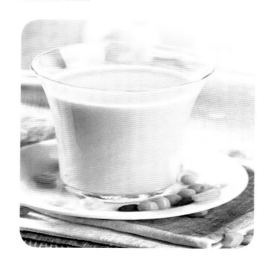

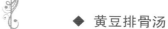

◆ 黄豆排骨汤

主　料： 黄豆 150 克，排骨 600 克。

调　料： 大头菜、生姜各 1 片，盐少许。

做　法：

1. 黄豆放入锅内略炒，不加油，出锅洗干净，沥干水。

2. 大头菜切 1 片，浸透，去咸味，洗干净。生姜洗干净，去皮，切 1 片。

3. 排骨洗干净，斩段，放入沸水中煮 5 分钟。

4. 瓦煲内加入清水猛火煲至水沸后放入排骨、黄豆、生姜、大头菜，至水再沸起，改用中火继续煲至黄豆熟透，以少许盐调味即可。

◆ 蜜枣黄豆牛奶

主　料： 黄豆粉 20 克，干蜜枣 15 克，鲜牛奶 240 毫升，蚕豆 50 克。

调　料： 冰糖 20 克。

做　法：

1. 将干蜜枣用温水泡软、洗净备用。

2. 蚕豆用开水煮熟剥掉外皮，切成小丁备用。

3. 将黄豆粉、干蜜枣、鲜牛奶、煮熟的蚕豆放入果汁机内搅 2 分钟，倒入杯中加入冰糖即可饮用。

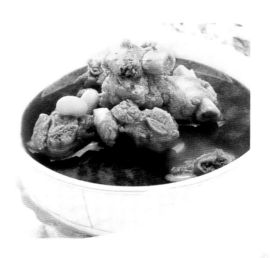

绿豆

清热解毒缓衰老

别　　　名	青小豆、植豆。
性味归经	味甘，性凉；归心、胃经。
建议食用量	每餐 40 ~ 80 克。

营养成分

蛋白质、脂肪、碳水化合物、维生素 B_1、维生素 B_2、胡萝卜素、球蛋白、氨基酸、菸碱酸、叶酸、钙、磷、铁等。

缓解更年期功效

绿豆所含黄酮类化合物，能调节雌激素水平，从根源改善更年期诸症。绿豆可提取出植物性 SOD，对清除体内氧自由基，延缓衰老有良效。所含胰蛋白酶抑制剂、球蛋白、氨基酸、多糖等，可减少蛋白分解，保护肝脏，增强抵抗力，蛋白分解少，血中氧质减少，从而保护肾脏。

良方妙方

1. 乳腺炎：绿豆淀粉与血余炭面（人发烧灰）各 30 克，用水调成糊状，敷于患部。

2. 中暑：绿豆 120 克煮烂，捣成泥状，加入 30 克红糖调匀吃下。或饮绿豆汤。

3. 胆囊炎：绿豆 100 克洗净放入

1 个新鲜猪苦胆中，用细绳扎好口，挂在通风阴凉处风干。每次服绿豆 15 ~ 20 粒。每日服 2 ~ 3 次。

4. 食物中毒：绿豆 30 克，甘草 15 克，食盐（炒焦）12 克，水煎，稍温徐徐饮服。重患者可灌服。

食用功效

绿豆营养丰富，药用价值也很高，其所含的蛋白质、磷脂均有兴奋神经、增进食欲的功效，为人体许多重要脏器增加营养；绿豆对葡萄球菌以及某些病毒有抑制作用，能清热解毒。

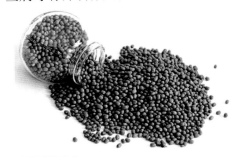

注意事项

脾胃虚寒滑泄者忌之。

经典论述

1. 《本草求真》："绿豆味甘性寒，据书备极称善，有言能厚肠胃、润皮肤、和五脏及资脾胃。按此虽用参、芪、归、术，不是过也。"

2. 《本草汇言》："清暑热，解烦热，润燥热，解毒热。"

3. 《随息居饮食谱》："绿豆甘凉，煮食清胆养胃，解暑止渴，利小便，已泻痢。"

养生食谱

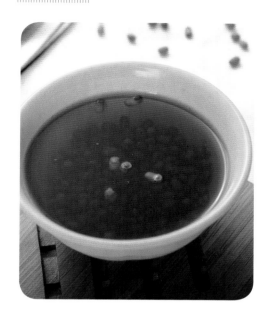

◆ **海带绿豆粥**

主　料：大米 100 克，绿豆、水发海带各 50 克。

调　料：盐适量，芹菜末少许。

做　法：

1. 大米洗净沥干，绿豆洗净泡水 2 小时。

2. 锅中加水煮开，放入大米、绿豆、海带略搅拌，待再煮滚时改中小火熬煮40 分钟，加入盐拌匀，撒上芹菜末即可食用。

◆ **绿豆汤**

主　料：绿豆 100 克。

调　料：冰糖适量。

做　法：

1. 将绿豆洗净备用。

2. 锅放清水烧开，然后放入绿豆，用大火烧煮，煮至汤水将收干时，添加滚开水，再煮 15分钟，至绿豆开花酥烂。

3. 加入冰糖，再煮 5 分钟，过滤取汤即可。

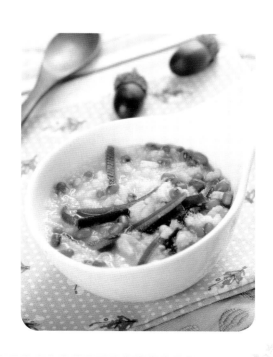

黑豆

补肾壮骨延衰老

别　　　名	黑黄豆、乌豆。
性 味 归 经	味甘，性平；归脾、肾经。
建议食用量	每餐约30克。

营养成分

蛋白质、不饱和脂肪酸、维生素、皂苷、氨基酸、黑豆色素、黑豆多糖、异黄酮、铁、钙等。

缓解更年期功效

黑豆含有丰富的黄酮类物质，具有类雌激素的作用，能辅助调节女性体内的激素水平，从而防止因激素水平异常而引起的更年期疾病。所含的优质蛋白居各种豆类之首，能很好地补充蛋白质，增强人体免疫力。

良方妙方

1. 眩晕：黑豆、浮小麦各30克，水煎服。

2. 牙痛：以黄酒煮黑豆，煮至稍烂，取汁漱口。

3. 肺结核：雪梨2个洗净切片，加水适量，放入30克黑豆，用文火炖烂熟后服食。每日2次，连服15～20天。

4. 慢性肾炎：黑豆100克，瘦猪肉500克共炖汤适当调味服食。分2次服，每日1剂。

食用功效

黑豆中蛋白质含量高达36％～40％，含有18种氨基酸，特别是人体必需的8种氨基酸；黑豆还含有不饱和脂肪酸，其不饱和脂肪酸含量达80％，吸收率高达95％以上，除能满足人体对脂肪的需要外，还有降低血中胆固醇的作用；黑豆所含的皂苷、黑豆多糖、蛋白质、铁等，能增强人体的免疫力、清除氧自由基、改善贫血，可减轻体虚严重引起的颈肩腰腿痛。其所含的大豆异黄酮能延缓衰老、减少骨骼中钙质的流失，且含钙量丰富，能强健骨骼，减轻腰膝酸软等症。

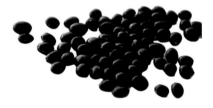

注意事项

肠胃功能不良者不要多吃。

经典论述

1.《本草纲目》："黑豆入肾功多，故能治水、消胀、下气、制风热而活血解毒。"

2.《本草拾遗》："炒令黑，烟未断，及热投酒中，主风痹、瘫痪、口噤、产后诸风。"

养生食谱

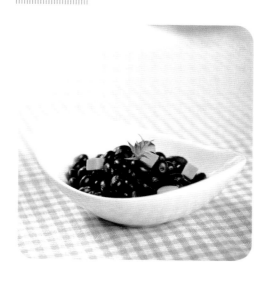

◆ 黑豆炖鲫鱼

主　料： 鲫鱼1条。

辅　料： 黑豆50克，葱、姜各10克，高汤适量。

调　料： 盐5克，鸡粉6克，胡椒粉3克。

做　法：

1. 鲫鱼宰杀好备用，黑豆泡水涨发好备用。

2. 锅置火上，放入高汤、黑豆、葱、姜、盐、鸡粉、胡椒粉，小火熬20分钟，鲫鱼软烂汤汁浓白后即可。

◆ 双色黑豆

主　料： 黑豆200克。

辅　料： 胡萝卜6克，黄瓜10克。

调　料： 盐、味精各2克，香油1克。

做　法：

1. 将胡萝卜、黄瓜洗净切丁焯水备用。

2. 将黑豆泡凉水4个小时，黑豆充分涨发后用水煮熟。

3. 黑豆加入黄瓜丁、胡萝卜丁、盐、味精、香油拌匀即可。

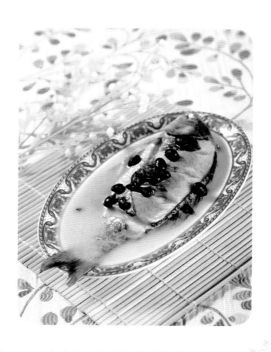

薏米

清热祛湿又养颜

别　　　名　薏苡仁、薏仁。

性味归经　味甘、淡，性凉；归脾、胃、肺经。

建议食用量　每次 50 ~ 100 克。

营养成分

蛋白质、脂肪、碳水化合物、矿物质、膳食纤维、维生素 B_1、维生素 E、多种氨基酸、薏苡素、薏苡酯、三萜化合物、硒等。

缓解更年期功效

薏米可以药食两用，薏米中含有的苡仁醇，具有滋补作用，可以延迟更年期女性细胞的衰老。它所含有的维生素 E 也是肌肤美容的一个必不可缺的元素，经常食用薏米可使皮肤光泽细腻。同时，薏米中含有的苡仁醇有利尿排毒的作用。

良方妙方

1. 湿热痹痛：生薏米 18 克，防风 9 克。上药加水 500 毫升，煎煮 30 分钟后取药汁置保温瓶中；再往药渣加水 500 毫升，煎煮 30 分钟，取药汁与第一煎药汁混匀，代茶饮。一日内分数次饮完，每日 1 剂，7 日为 1 疗程。

2. 老年性肥胖症：薏米 18 克，赤小豆 15 克，粳米 60 克。先将赤小豆、薏苡仁冷水浸泡半日后同粳米煮粥。每日 1 剂，分早、晚两次服食，10 日为 1 个疗程。

食用功效

薏米含有 8 种人体必需氨基酸，对于久病体虚、老人、产妇、儿童都是比较好的药用食物，可经常食用。薏米不论用于滋补还是用于治病，作用都较为缓和，微寒而不伤胃，益脾而不滋腻，作用胜于其他谷类。在盛夏多吃薏米可以及时补充高温下的体力消耗，起到增强免疫力的作用。

薏米有利水消肿、健脾去湿、舒筋除痹、清热排脓等功效，同时又是一种美容食品，常食可以保持人体皮肤光泽细腻，对消除和防治粉刺、雀斑、老年斑、妊娠斑、蝴蝶斑、脱屑、痤疮、皲裂、皮肤粗糙等都有良好效果。

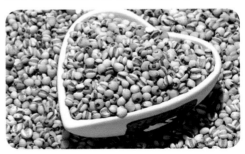

注意事项

便秘、尿多者及孕早期的妇女应忌食。

经典论述

《本草纲目》："健脾益胃，补肺清热，祛风胜湿。"

养生食谱

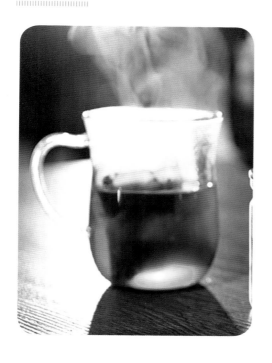

◆ 薏米山药粥

主　料：薏米 80 克，山药 150 克。

辅　料：小枣 20 克，冰糖适量。

做　法：

1. 薏米洗净，小枣洗净。

2. 山药去皮切小滚刀块。

3. 先将薏米倒入锅中加水烧开，转小火 30 分钟加入山药、小枣，用小火慢熬至食物煮烂加入冰糖即可。

◆ 薏米茶

主　料：薏米 6 克，洞庭碧螺春 5 克，枸杞子 3 克。

调　料：蜂蜜适量。

做　法：

1. 将薏米、洞庭碧螺春、枸杞子放入锅中用水煎煮。

2. 用茶漏滤取药汁，温热时放入蜂蜜即可饮用。

3. 每日 1 剂，分 2 次温服。

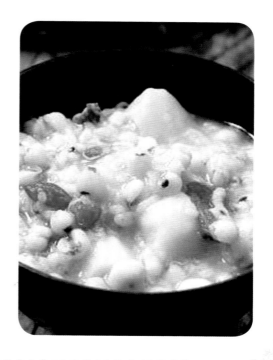

荞麦

扩张血管又消炎

别　　　　名	乌麦、三角麦、荞子。
性 味 归 经	味甘，性凉；归脾、胃、大肠经。
建议食用量	每餐 50 ~ 100 克。

营养成分

蛋白质、纤维素、淀粉、B 族维生素、维生素 E、赖氨酸、脂肪酸、亚油酸、烟碱酸、烟酸、芦丁、镁、铬、磷、钙、铁、锰、锌等。

缓解更年期功效

荞麦中含有大量镁、黄酮化合物、烟酸，能降低毛细血管的通透性及脆性，有助于扩张血管，对防治高血压、冠心病有很好的作用。荞麦中的某些黄酮成分还具有抗菌、消炎、止咳、平喘、祛痰的作用，因此，荞麦还有"消炎粮食"的美称。

良方妙方

1. 偏头痛：荞麦子、蔓荆子等份研末，以烧酒调敷患部。

2. 带下：荞麦粉 500 克（炒金黄色），鸡蛋清 10 个，甘草末 60 克，上药和温水调为丸，晒干待用，每日早晚各 1 次，开水送下，每次 30 克。

3. 腹泻：荞麦面作饭食之，连用三四天可愈。

4. 淋症：荞麦面炒，白糖各等份，水浸，空腹服，每次 30 ~ 60 克。

食用功效

荞麦不仅营养丰富，还具有很高的药用和保健价值。荞麦丰富的蛋白质中含有十几种天然氨基酸，有丰富的赖氨酸成分，铁、锰、锌等矿物质也比一般谷物含量高。荞麦含有营养价值高、平衡性良好的植物蛋白质，这种蛋白质在体内不易转化成脂肪，所以不易导致肥胖。另外荞麦中所含的食物纤维是人们常吃主食品面和米的八倍之多，具有良好的预防便秘作用，经常食用对预防大肠癌和肥胖症有益。

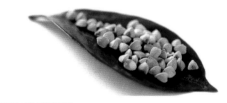

注意事项

荞麦一次不可食用过多，否则易造成消化不良。

经典论述

1.《本草纲目》："降气宽肠，磨积滞，消热肿风痛，除白浊白带，脾积泄泻。"

2.《安徽药材》："治淋病。"

3.《中国药植图鉴》："可收敛冷汗。"

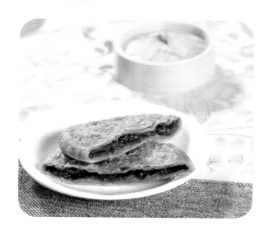

◆ 荞麦粥

主　料：荞麦 200 克。

辅　料：鸡腿肉片、土豆、胡萝卜、扁豆各适量。

调　料：高汤适量，低盐酱油 10 毫升，盐 2 克。

做　法：

1. 锅中加入适量清水，放入荞麦煮 20 分钟，捞出沥水。

2. 加入调料高汤、低盐酱油、盐煮开后放入荞麦米、鸡腿肉片和土豆、胡萝卜、扁豆一起煮 20 分钟，至所有材料变软即可。

◆ 豆沙荞麦饼

主　料：全麦面粉 100 克，荞麦面 150 克，红豆 100 克。

辅　料：面粉 100 克，矿泉水 200 毫升。

调　料：白糖 60 克，泡打粉 5 克，酵母 5 克。

做　法：

1. 全麦面粉、荞麦面、面粉、加泡打粉、酵母、矿泉水和成面团。

2. 红豆加少许水蒸熟，加白糖炒成豆沙。

3. 面团和剂擀薄，包入豆沙再擀成饼状烙熟，两面呈金黄色即可。

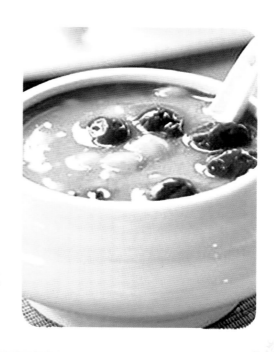

第四节 肉蛋奶类开怀吃，让你更年期"更"有韵味

乌鸡

强筋健骨补虚劳

别　　　名 药鸡、羊毛鸡。

性味归经 味甘，性平；归肝、肾、肺经。

建议食用量 50~100 克。

营养成分

蛋白质、碳水化合物、硫胺素、核黄素、烟酸、胆固醇、维生素、铁、钙、磷、钠、镁、硒、铜、钾等。

缓解更年期功效

乌鸡含动物性雌激素，是更年期常用中成药乌鸡白凤丸的主要成分之一。富含的蛋白质、维生素、铁、钙等可以提高生理功能，延缓衰老，强筋健骨，是补虚劳、养身体的上好佳品。

良方妙方

1. 咳嗽气喘：乌母鸡 1 只，好陈醋 1500 ～ 2000 毫升（按鸡大小决定），把乌鸡去毛洗净，切碎以陈醋煮熟，分 3 ～ 5 顿热吃。

2. 脾虚滑泄：乌母鸡 1 只，治净。用豆蔻 30 克，草果 2 枚，烧存性，掺入鸡腹内，扎定煮熟。空腹食之。

食用功效

乌鸡具有温中益气、补肾填精、养血乌发、滋润肌肤的作用。凡虚劳羸瘦、面色无华、水肿消渴、产后血虚乳少者，可将之作为食疗滋补之品。

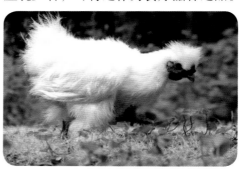

注意事项

凡实证，邪毒未清者不宜服。

经典论述

1.《本草再新》："平肝祛风，除烦热，益肾养阴。"

2.《本草纲目》："补虚劳羸弱，治消渴，中恶，益产妇，治女人崩中带下虚损诸病，大人小儿下痢噤口。"

3.《本草通玄》："补阴退热。"

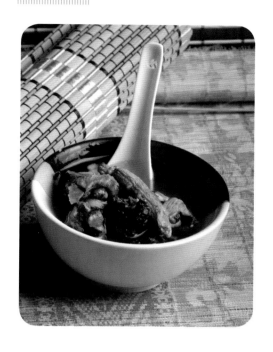

◆ 黄精炖乌鸡

主 料：乌鸡 1 只。

辅 料：黑芝麻 30 克，山药 100 克，鸡汤 1000 毫升。

调 料：葱、姜各 10 克，盐 5 克，鸡粉 6 克。

药 材：黄精 3 克。

做 法：

1. 乌鸡洗净剁块飞水备用。

2. 锅置火上，放入鸡汤、乌鸡块、黑芝麻、山药、葱、姜、盐、鸡粉、黄精烧开，转小火熬 30 分钟至乌鸡软烂后出锅即可。

◆ 西洋参淮山炖乌鸡

主 料：西洋参 10 克，淮山药 20 克，乌鸡 1 只。

调 料：葱、姜适量。

做 法：

1. 西洋参切片，淮山药用水泡软，乌鸡洗净剁成块飞水。

2. 把制好的原料一起放到盆里，加入清汤和适量的葱姜，上火炖至鸡肉软烂即可。

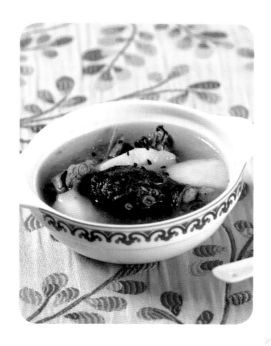

鸭肉

滋阴利水清虚热

别　　　名	家鸭肉、家凫肉。
性味归经	味甘、咸，性凉；归脾、胃、肺、肾经。
建议食用量	每餐约80克。

营养成分

蛋白质、泛酸、碳水化合物、胆固醇、维生素A、维生素B、维生素E、硫胺素、核黄素、烟酸、铁、铜、锌、钙、磷、钾等。

缓解更年期功效

中医认为，鸭的全身都可以入药，《食疗本草》上说，鸭能"滋五脏之阴，清虚劳之热，补血行水，养胃生津，止咳息惊"，尤其对更年期高血压、高血脂、腰膝酸软、月经稀少等症有良好的食疗功效。

良方妙方

1. 慢性肾炎：麻鸭1只，去毛及杂，纳入大蒜50克于鸭腹内，缝合，煮熟后食肉喝汤。2日食1只，连服数次。

2. 阴虚水肿：雄麻鸭1只，去毛及内脏，或加猪蹄，或加火腿，煮熟后调味食用，或将鸭肉切片，同大米煮粥，调味食用。

食用功效

鸭肉蛋白质的氨基酸组成与人体相似，利用率较高；鸭肉富含不饱和脂肪酸，易于消化，是高血压、高血脂患者的很好选择；鸭肉也是肉类中含维生素A和B族维生素较多的品种，其中内脏比鸡肉含量更高，尤以肝脏最高；鸭肉还含有较多的铁、铜、锌等矿物质，其中鸭肝含铁最多。

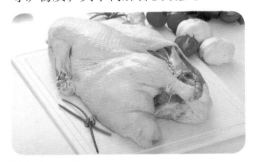

注意事项

素体虚寒、受凉引起的不思饮食、胃部冷痛、腹泻清稀、腰痛及寒性痛经以及肥胖、动脉硬化、慢性肠炎者应少食；感冒患者不宜食用。

经典论述

1.《滇南本草》："老鸭同猪蹄煮食，补气而肥体。同鸡煮食，治血晕头痛。"

2.《本草纲目》："主大补虚劳，最消毒热，利小便除水肿，消胀满，利脏腑，退疮肿，定惊痫。"

3.《本草汇言》："滋阴除蒸，化虚痰，止咳嗽。"

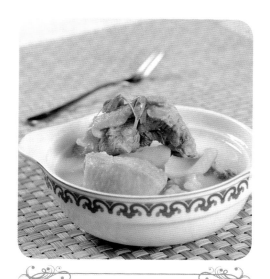

◆ 莲藕老鸭汤

主　料： 麻鸭 500 克。

辅　料： 莲藕 250 克，枸杞子 3 克。

调　料： 葱、姜各 10 克，盐 5 克，鸡粉 3 克，胡椒粉 2 克，植物油、料酒各适量。

做　法：

1. 将麻鸭宰杀洗净剁成块焯水。

2. 莲藕去皮洗净改刀成滚刀块焯水备用。

3. 锅置火上，放入少量的植物油煸香葱姜，放入鸭块烹料酒、盐、鸡粉和水烧开，撇沫转小火炖至汤乳白麻鸭快成熟时加入莲藕炖软烂即可。

◆ 荷叶黑糯米鸭

主　料： 白条鸭 400 克，黑糯米 100 克。

辅　料： 荷叶 1 张。

调　料： 蚝油 5 毫升，盐、味精各 4 克，白糖 2 克。

做　法：

1. 荷叶用水泡开，白条鸭切粒，黑糯米蒸好备用。

2. 将白条鸭粒、黑糯米加入蚝油、盐、味精、白糖拌匀放入荷叶包裹好，放入蒸箱蒸熟即可。

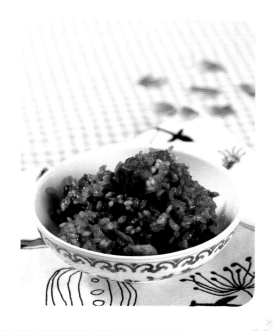

猪蹄

补虚填精壮腰膝

别　　　　名　猪四足、猪手、猪脚。

性 味 归 经　味甘、咸，性平；归胃经。

建议食用量　每日 30 ～ 100 克。

营养成分

蛋白质、脂肪、碳水化合物、维生素 A、维生素 D、维生素 E、维生素 K、胶原蛋白、胆固醇、钙、磷、镁、铁等。

缓解更年期功效

猪蹄性平，味甘咸，具有补虚弱、填肾精等功能。它含有丰富的胶原蛋白质，对更年期神经衰弱（失眠）等有良好的治疗作用。

良方妙方

1. 脱臼：以猪蹄煮汤，多食几次即愈。对习惯性脱臼效尤佳。

2. 烧烫伤：将猪蹄甲烧制成炭，研极细面，以香油混合成膏，敷患处。

3. 毒攻手足肿，疼痛欲断：猪蹄 1 具，和葱煮，去滓，纳少盐以渍之。

4. 鼻衄、便血：猪蹄 2 个，茜草 20 克，大枣 10 枚。将茜草用纱布包裹，猪蹄洗净剁成小块，与大枣共入锅中，加水煎煮，待猪蹄熟烂，除去茜草即可。吃肉食枣饮汤，早晚餐佐食。

食用功效

食用猪蹄有利于减轻中枢神经过度兴奋，对焦虑状态及神经衰弱、失眠等也有改善作用。食用富含甘氨酸的猪蹄对调整次神经元的功能活动也有积极作用。由于猪蹄中所含的甘氨酸对中枢神经有镇静作用，人们还发现，有的人时常小腿抽筋或麻木，还有某些药物引起的痉挛现象，常喝猪蹄汤也有一定治疗和缓解作用。

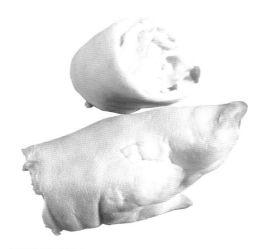

注意事项

因猪蹄油脂较多，动脉硬化及高血压患者少食为宜；另外，如果有痰盛阻滞、食滞者也应慎食。

经典论述

1.《本草图经》："行妇人乳脉，滑肌肤，去寒热。"

2.《随息居饮食谱》："填肾精而健腰脚，滋胃液以滑皮肤，长肌肉可愈漏疡，助血脉能充乳汁，较肉尤补。"

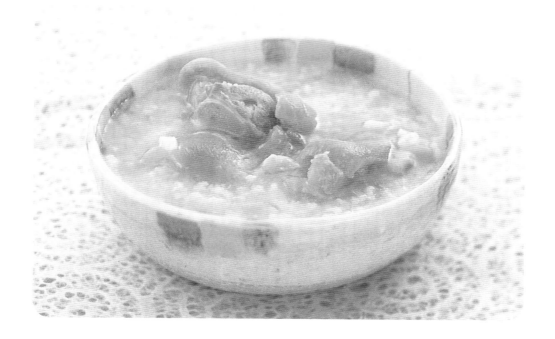

◆ 黄豆炖猪蹄

主　料：猪蹄 2 个，黄豆 100 克。

调　料：老抽、红糖、料酒、大料、桂皮、葱、姜、盐、鸡精各适量。

做　法：

1.黄豆泡发 5 小时；猪蹄用水煮开，弃水洗净。

2.高压锅中放入猪蹄和黄豆，放入适量老抽、红糖、料酒以及大料、桂皮、葱、姜、盐，加入水没过猪蹄。高压锅大火煮开，小火炖 20 分钟左右。开盖放入鸡精，大火收汁即可食用。

猪肝
补气养血安心神

别　　　名　血肝。
性 味 归 经　味甘、苦，性温；
　　　　　　归脾、胃、肝经。
建议食用量　煮食或煎汤，
　　　　　　60 ～ 150 克。

营养成分

蛋白质、脂肪、碳水化合物、维生素 A、维生素 B_2、硫胺素、核黄素、烟酸、抗坏血酸、钙、磷、铁、锌等。

缓解更年期功效

猪肝是最理想的补血佳品之一，含有丰富的铁、蛋白质，可促进造血，增强人体免疫力，对更年期气血亏虚引起的月经不调有良好的食疗作用。

良方妙方

1. 夜盲症：猪肝 90 ～ 120 克切碎，夜明砂 15 克煎汤，去渣后，烫熟猪肝，饮汤食肝。每日 1 剂。

2. 闭经：猪肝 300 克，剖切入柏子仁 15 克，蒸熟食之。

3. 肺结核：猪肝切片晒干研粉，与白及粉调匀，每次 15 克，每日 3 次，开水送服。

食用功效

猪肝中含有丰富的维生素 A，具有维持正常生长和生殖机能的作用；能保护眼睛，防止眼睛干涩、疲劳，维持健康的肤色，对皮肤的健美具有重要意义。经常食用动物肝还能补充维生素 B_2，这对补充机体重要的辅酶、去除机体有毒成分有着重要作用。

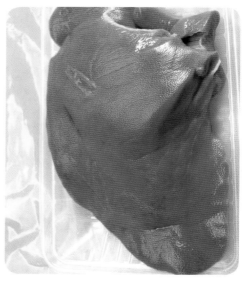

注意事项

高血压、冠心病患者忌食。变色或有结节的猪肝忌食。

经典论述

1.《千金·食治》："主明目。"

2.《本草拾遗》："主脚气。空心，切作生，以姜醋进之，当微泄。若先痢，即勿服。"

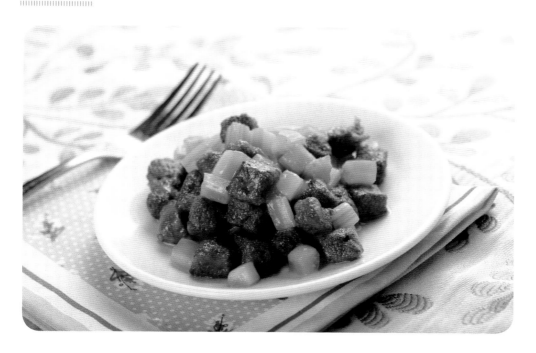

◆ 芹菜炒猪肝

主　料：猪肝 300 克，芹菜 100 克，木耳 50 克。

调　料：葱、姜、淀粉、鸡蛋清、色拉油、料酒、盐、生抽、老抽、胡椒粉、米醋、白糖、味精各适量。

做　法：

1. 猪肝切成方块状加盐、味精、料酒、蛋清、淀粉腌制上浆。

2. 芹菜洗净切成丁焯水。

3. 锅内放色拉油烧热，下猪肝滑熟捞出控去油。

4. 锅内放少许油，煸香葱、姜，放入猪肝和芹菜，烹料酒、生抽、老抽、盐、糖调好口，翻炒均匀，烹米醋出锅装盘即可。

牡蛎肉

滋阴补肾强腰骨

别　　　名　生蚝、蛎蛤、古贲。

性味归经　味甘、咸，性平；
　　　　　　归心、肝经。

建议食用量　30 ~ 50 克。

营养成分

糖原、牛磺酸、谷胱甘肽、维生素 A、维生素 B_1、维生素 B_2、维生素 D、亚铅、硒、锌、铁、钡、磷、钙等。

缓解更年期功效

牡蛎中所含的多种维生素与矿物质特别是硒可以调节神经、稳定情绪。牡蛎中钙含量接近牛奶，铁含量为牛奶的 21 倍，食后有助于骨骼、牙齿生长。牡蛎富含核酸，能延缓皮肤老化，减少皱纹的形成。牡蛎所含的牛磺酸能辅助降血脂、降血压。

良方妙方

1. 晕眩：生牡蛎、生龙骨各 30 克，菊花 15 克，枸杞子、何首乌各 20 克，水煎服，每日 2 次。

2. 肺结核盗汗：煅牡蛎 30 克，加水 500 毫升，煎成 250 毫升，早晚分服。一般服 2 ~ 3 剂，盗汗就能消失。

3. 自汗或盗汗：煅牡蛎、黄芪、浮小麦各 15 克，生白芍 9 克，水煎服。

4. 高血压、高血脂：牡蛎肉 50 克，决明子 15 克，加水煮至肉烂时服。

5. 淋巴结核：生牡蛎 15 克，玄参、夏枯球各 9 克，水煎服。

食用功效

牡蛎肉是一种理想的营养滋补佳品。鲜牡蛎肉可生食，也可拌、烩、炒等。制成的干品叫牡蛎干，列为海八珍之一。常食牡蛎可改善女性贫血、乏力，并具有一定的美容、强体和充沛精力等作用。

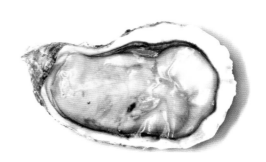

注意事项

急、慢性皮肤病患者忌食；脾胃虚寒、慢性腹泻便溏者不宜多吃。

经典论述

1.《本草拾遗》："煮食，主虚损，妇人血气，调中，解丹毒。于姜醋中生食之，主丹毒，酒后烦热，止渴。"

2.《食经》："治夜不眠，志意不定。"

3.《医林纂要》："清肺补心，滋阴养血。"

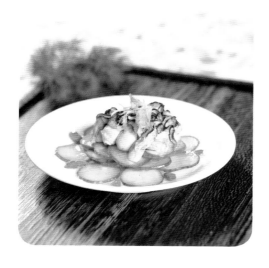

◆ 牡蛎豆腐汤

主　料：牡蛎粉 15 克，豆腐 200 克。

辅　料：青菜叶 50 克，鸡汤适量。

调　料：汤、葱、姜、胡椒粉各适量。

做　法：

1. 豆腐切菱形块焯水，青菜叶洗净。

2. 砂锅加汤、葱、姜、胡椒粉烧开撇浮末，放入牡蛎粉、豆腐，文火煮 15 分钟左右，加青菜叶即可。

◆ 温拌牡蛎肉

主　料：牡蛎 300 克。

辅　料：黄瓜片 50 克。

调　料：捞汁 5 毫升，葱油 2 毫升，盐 1 克，麻椒油 2 毫升。

做　法：

1. 牡蛎洗净取肉轻焯水备用。

2. 将黄瓜洗净切成片备用。

3. 取容器放入牡蛎与黄瓜片，加盐、葱油、麻椒油拌匀，淋入捞汁即可。

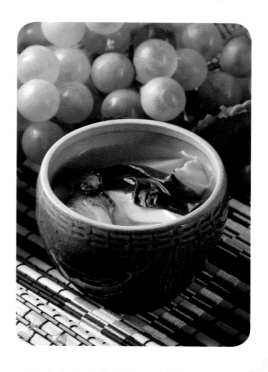

甲鱼

滋阴补肾清虚热

别　　　名　鳖、水鱼、團鱼、元鱼。

性味归经　味甘，性平；归肝、肾经。

建议食用量　每次约50克。

营养成分

蛋白质、脂肪、糖类、硫胺素、蛋氨酸、核黄素、维生素A、动物胶、角蛋白、钙、磷、铁、碘等。

缓解更年期功效

甲鱼有滋阴补肾、清退虚热的作用，对更年期心烦内躁、潮热出汗者有补益食疗之用。

良方妙方

1. 肝肾阴虚型更年期综合征：甲鱼1只，鲜怀山药60克，枸杞子10克，女贞子、熟地黄15克。先将甲鱼去血、内脏，刮去粗皮，洗净，入沸水锅中余去血水；鲜怀山药去皮，洗净切块；把枸杞子、女贞子、熟地黄洗净，放入药袋；再将清汤注入锅中，放入甲鱼、怀山药、药袋、姜、葱、料酒、盐，武火烧沸，转用文火炖2小时，至炖熟烂，弃药包饮汤食甲鱼肉，每日分2次食完，连用3~5天。

2. 慢性肾炎：甲鱼500克，大蒜100克，白糖、白酒适量，加水炖熟食用。

3. 肺结核：甲鱼肉250克，百部、地骨皮、黄芪各15克，生地黄20克，水煎去药渣服。

食用功效

甲鱼不仅肉味鲜美，营养丰富，甲鱼肉及其提取物还能有效地预防和抑制肝癌、胃癌、急性淋巴性白血病，并用于防治因放疗、化疗引起的虚弱、贫血、白细胞减少等症。甲鱼具有滋阴、清热、益肾、健骨、活血及补中益气之功效，还能"补劳伤，壮阳气，大补阴之不足"，对肺结核、贫血、体质虚弱等多种病症亦有一定的辅助疗效。

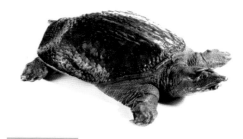

注意事项

脾胃阳虚慎服。

经典论述

1.《本草纲目》："鳖肉有滋阴补肾，清热消瘀，健脾健胃等多种功效，可治虚劳盗汗，阴虚阳亢，腰酸腿疼，久病泄泻，小儿惊痫，妇女闭经、难产等症。"

2.《随息居饮食谱》："滋肝肾之阴，清虚劳之热。主脱肛，崩带，瘰疬，癥瘕。"

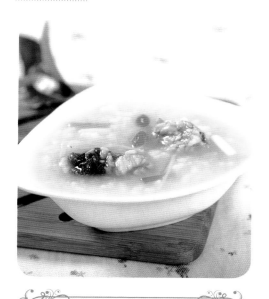

◆ 当归甲鱼乌鸡汤

主　料：甲鱼、乌鸡各 150 克。

辅　料：油菜 25 克，清汤 500 毫升。

调　料：盐 4 克，鸡粉 3 克，葱、姜各 5 克，料酒适量。

做　法：

1. 将乌鸡宰杀好，洗净剁成小块，焯水备用。

2. 甲鱼宰杀好洗净，加葱、姜、料酒焯水备用。

3. 锅内放入清汤烧开，放入乌鸡块和甲鱼块，加盐、鸡粉调好味放入罐中，蒸 20 分钟即可。

◆ 甲鱼粥

主　料：甲鱼 100 克，粳米 100 克。

调　料：盐、味精各 2 克，胡椒粉少许，香葱花 2 克，姜丝 5 克。

做　法：

1. 甲鱼杀洗干净，切小块焯水，冲凉备用。

2. 粳米洗净放入锅中，加入甲鱼块同煮 20 分钟。甲鱼软烂、粳米开花后加盐、味精、胡椒粉、葱花、姜丝熬 2 分钟即可。

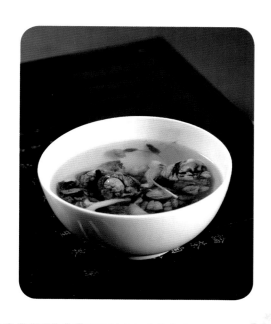

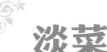

淡菜

补益精血的"海中鸡蛋"

别　　　名	贻贝、壳菜、珠菜。
性味归经	味甘、咸，性温；归肝、肾经。
建议食用量	内服：煎汤，15～30克；或入丸、散。

营养成分

蛋白质、碳水化合物、灰分、钙、磷、铁、核黄素、烟酸等。

缓解更年期功效

淡菜有补肝肾、益精血的作用。《本草汇言》说："淡菜，补虚养肾药也。"清王孟英亦云："补肾，益血添精。"故肝肾阴虚、目眩耳鸣、心悸自汗、月经错乱、腰酸腿软的更年期女性，宜常食之。

良方妙方

1. 头晕及睡中盗汗：淡菜(焙燥，研细粉)90克，陈皮(研细粉)60克。研和，蜂蜜丸，每服6克，日服3次。

2. 经血多：淡菜30～60克。与猪肉共煮，行经前服。

3. 白带，下腹冷痛：淡菜用黄酒洗过，和韭菜煮食，有补肾助阳之功。

4. 贫血：淡菜、黄芪各50克，熟地黄40克，当归10克。水煎服，日服2次。

5. 高血压，耳鸣眩晕：淡菜15克，焙干研细末，松花蛋1个，蘸淡菜末，每晚1次吃完，连吃5～7天。

食用功效

淡菜具有较强的滋补作用。《日华子本草》说，淡菜"煮熟食之，能补五脏，益阳事，理腰脚，消宿食"，是补虚益精、温肾散寒的佳品。将淡菜煮熟，吃肉喝汤，常食可治疗肾虚下寒、腹中冷痛、久痢久泄和妇女崩漏等症；将淡菜用黄酒浸泡，再和适量韭菜，共同煮食，每日1次，有补肾助阳作用，可治疗腰痛、小便余沥不尽、妇女白带及小腹冷痛等症。

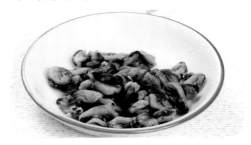

经典论述

1.《嘉祐本草》："治虚劳伤惫，精血少者，及吐血，妇人带下、漏下，丈夫久痢，并煮食之。"

2.《随息居饮食谱》："补肾，益血填精，治遗、带、崩、淋，阳痿阴冷，消渴、瘿瘤。"

3.《本草拾遗》："主虚羸劳损，因产瘦瘠，血气结积，腹冷、肠鸣、下痢，腰疼、带下、疝瘕。"

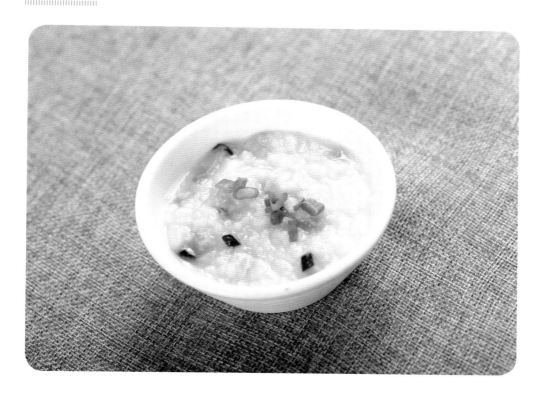

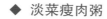

◆ 淡菜瘦肉粥

主　料：淡菜 10 克，猪瘦肉 50 克，大米 100 克，干贝适量。

调　料：葱末、姜末、盐各适量。

做　法：

1. 淡菜、干贝分别洗净，用水浸泡 12 小时，捞出；猪瘦肉洗净，切末；大米淘洗干净，放入清水中浸泡 1 小时。

2. 将葱末、姜末拌入瘦肉末中，搅匀。

3. 锅置火上，加入适量清水煮沸，放入大米、淡菜、干贝、猪瘦肉末同煮，等大米煮烂后，加入盐调味即可。

龟肉
滋阴补血

别　　　名　水龟、海龟、绿毛龟。

性 味 归 经　味甘、酸，性平；归肝、肾、心经。

建议食用量　每次约 50 克。

营养成分

蛋白质、脂肪、糖类、烟酸、维生素 B_1、维生素 B_2、胶质等。

缓解更年期功效

龟肉具有滋阴补血、益肾健骨、补心之功效，对于更年期头晕耳鸣、心烦易怒、腰膝酸软等有较好的食疗效果。《本草纲目》记载，龟"灵而有寿，取其甲以补心、补肾、补血，皆以养阴也"。

良方妙方

1. 更年期综合征：沙参 20 克，冬虫夏草 10 克，乌龟 1 只去肠杂，加水适量，一同煎汤，饮汤食龟肉。

2. 心悸失眠：龟肉 250 克，百合 50 克，红枣 10 枚，共煮汤调味食用。

3. 子宫脱垂：龟肉 250 克，炒枳壳 15 克，煮熟去药食肉饮汤。

4. 崩漏带下：乌龟放猪肚内煨熟，去壳，加盐少许，饮食。或龟甲煅存性研末，每服 3 克，开水送下，日服 2 次。

食用功效

民间认为吃龟肉可以使人长寿。据研究发现，龟肉的蛋白质具有抗癌作用。龟肉虽不及鳖肉鲜美，但滋阴之力强于鳖肉，且能祛风，用治四肢拘挛或日久瘫软不收有显著效果。

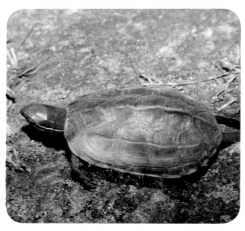

注意事项

胃有寒湿者忌服。

经典论述

1.《本草纲目》："治腰脚酸痛，补心肾，益大肠，止久痢久泄，主难产，消痈肿，烧灰敷臁疮。"

2.《本草备要》："滋阴……治阴血不足，劳热骨蒸，癥瘕崩漏，五痔难产，阴虚血弱之证。"

3.《日用本草》："大补阴虚，作羹臛，截久疟不愈。"

4.《医林纂要》："治骨蒸劳热，吐血，衄血，肠风血痔，阴虚血热之症。"

养生食谱

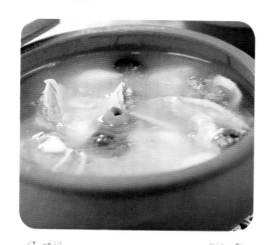

◆ 龟肉山药煲猪肚

主　　料： 乌龟 1 只，山药 60 克，猪肚 2 个。

调　　料： 盐、味精各适量。

做　　法： 乌龟宰后洗净剁成小块飞水，猪肚飞水切成大块，山药切成滚刀块，砂锅加入奶汤，放入原料，慢火煲至乌龟软烂，加盐、味精即可。

◆ 马蹄气锅龟

主　　料： 乌龟 1 只。

辅　　料： 鸡汤 1500 毫升，马蹄 200 克。

调　　料： 姜片 10 克，料酒 10 毫升，盐 5 克，胡椒粉、味精各少许。

做　　法：

1.将龟剁去头，从后腿和龟盖连接处片开，除杂，剁成小块，放入沸水中，加入料酒，汆水后捞出备用；马蹄洗净，去皮，切块。

2.将龟块、马蹄、姜片放气锅中，加鸡汤、剩余调料上屉蒸熟即可。

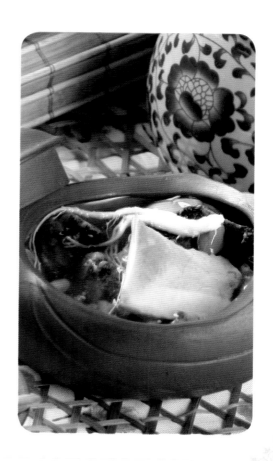

海参

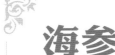

养血润燥补肾精

别　　　名	海男子、土肉、刺参。
性 味 归 经	味甘、咸，性温；归心、肾、脾、肺经。
建议食用量	涨发品每次 50 ～ 100 克。

营养成分

粗蛋白质、粗脂肪、碳水化合物、维生素 B_1、维生素 B_2、烟酸、甾醇、硫酸软骨素、钒、磷、钙、锌、硒、铁、碘等。

缓解更年期功效

海参是阴阳同补之品，能较全面地调节身体功能，并能很好地改善更年期体虚、气血不足表现出的乏力、气短、头晕目眩、耳鸣等症状。

良方妙方

1. 更年期头晕目眩、耳鸣、腰酸腿软、五心烦热、盗汗：平菇 30 克，海参 40 克，瘦猪肉 150 克，调味品适当。将平菇、海参用温水泡发，清洗；瘦猪肉切片，略炒；三者同放砂锅内，加适当冷水，煮开，调味即可。每日分 2 次服，连服 5 ～ 7 天。

2. 高血压：海参与冰糖各适量，同煮汤，每日早晨空腹饮用，可常服。

3. 便秘：海参、木耳（切烂）入猪大肠共炖，熟后调味服食。

4. 胃痛：将海参肠焙干，用黄酒冲服，服后见微汗。

食用功效

海参胆固醇、脂肪含量少，是典型的高蛋白、低脂肪、低胆固醇食物，对老年人堪称食疗佳品，常食对治病强身很有益处；海参含有硫酸软骨素，有助于人体生长发育，能够延缓肌肉衰老，增强人体的免疫力；海参微量元素钒的含量居各种食物之首，可以参与血液中铁的输送，增强造血功能；食用海参对再生障碍性贫血、糖尿病、胃溃疡等均有良效。

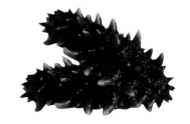

注意事项

脾虚不运、外邪未尽者禁食。

经典论述

1.《药性考》："降火滋肾、通肠润燥。"

2.《本草求新》："润五脏，滋精利水。"

3.《中医大辞典》："补肾益精，养血润燥。治精血亏损、虚弱劳祛、阳痿、梦遗、肠燥便艰。"

4.《随息居饮食谱》："脾弱不运，痰多便滑，客邪未尽者，均不可食。"

养生食谱

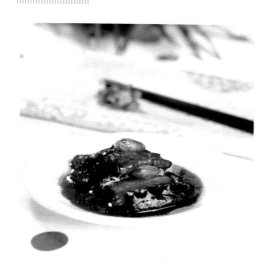

◆ 海参蒸蛋羹

主　料： 鸡蛋 4 个，牛奶 200 毫升。

辅　料： 海参 50 克，香菜适量。

调　料： 盐、味精各 3 克，香油 2 毫升。

做　法：

1. 将海参泡发洗净改刀成小丁焯水备用。

2. 取容器放入蛋液打散加三倍的水放入牛奶、盐、味精、海参丁入蒸箱中蒸熟，取出淋上香油，撒上香菜，即可。

◆ 葱烧杏仁海参

主　料： 水发海参 400 克。

辅　料： 大葱白 100 克，炸杏仁 20 克。

调　料： 白糖 5 克，葱油 5 毫升，盐、酱油、鸡粉、食用油、淀粉各适量。

做　法：

1. 葱白切蓑衣刀入净油炸至金黄滤出 (炸葱的油留着备用)。

2. 锅中留底油，加入调料炒香，添少许鸡汤，将海参放入锅中小火燻干，用淀粉收汁，放炸葱白淋点葱油 (炸葱白的油) 即可。

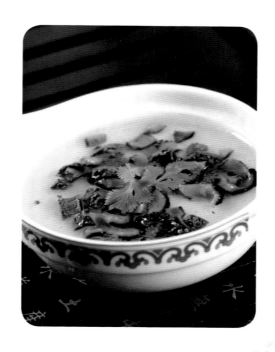

鹌鹑蛋

营养丰富易吸收

性味归经 味甘，性平；归肝、肾经。

建议食用量 每日 3 ~ 5 个。

营养成分

蛋白质、维生素 B_1、维生素 B_2、铁、脑磷脂、卵磷脂、赖氨酸、胱氨酸等。

缓解更年期功效

鹌鹑蛋富含营养物质，食用能发挥很好的调补身体、增强免疫功能等功效，有助于更年期疾病的防治。鹌鹑蛋的营养分子比较小，比鸡蛋更容易被人体消化吸收。

良方妙方

1. 贫血头晕，经闭：乌贼肉 60 克，鹌鹑蛋 2 个，煮食。

2. 肾经衰弱、失眠多梦：鹌鹑蛋煮熟，早晚各吃 2 个，常食有效。

3. 解乏提神：新鲜鹌鹑蛋 3 个，打破去皮搅匀，用沸水冲沏。于每日早晨空腹时饮下。

4. 胎衣不下：鹌鹑蛋 2 个，米醋 100 毫升，人参 6 克（另炖）。将醋与参汤一起煮沸冲蛋花服。

5. 过敏反应：鹌鹑蛋 1 个打破生饮。

6. 防治老年斑：水发银耳 50 克，鹌鹑蛋 3 个煮熟，加入少量黄酒，适量味精、盐，以小火煨炖，熟烂后食用。

食用功效

鹌鹑蛋的营养价值很高，它的蛋白质含量比鸡蛋高 30%，维生素 B_1 高 20%，维生素 B_2 高 83%，铁含量高 46.1%，卵磷脂高 5 ~ 6 倍。所以鹌鹑蛋对于贫血、营养不良、神经衰弱、慢性肝炎、高血压、心脏病等均有补益作用。

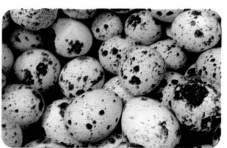

经典论述

1.《全国中草药汇编》："治胃病、肺病、神经衰弱、肋膜炎等。"

2.《中教大辞典》："具有补虚、健脾之功效。常用于体虚肺痨，胃脘痛，肋膜炎，失眠等。"

养生食谱

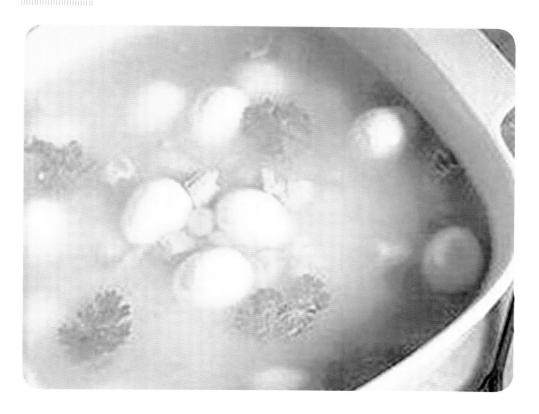

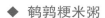

◆ 鹌鹑粳米粥

主　　料：粳米 100 克，鹌鹑蛋 10 个。

辅　　料：核桃仁 15 克。

做　　法：

1.将鹌鹑蛋煮熟去壳；核桃仁炒熟碾碎备用；粳米淘洗干净。

2.锅置火上，锅中倒入适量水，放入粳米煮开，转小火煮 20 分钟，放入鹌鹑蛋、核桃仁再煮 5 ～ 10 分钟至粥成即可。

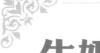

牛奶

强壮骨骼养心神

别　　　名	牛乳。
性 味 归 经	味甘，性平、微寒；归心、肺、胃经。
建议食用量	每日 250 ~ 500 毫升。

营养成分

蛋白质、脂肪、碳水化合物、维生素 A、硫胺素、核黄素、卵磷脂、维生素 C、维生素 E、钙、磷、镁、铁、锌、硒、铜、锰、钾、碘等。

缓解更年期功效

牛奶具有补肺养胃、生津润肠之功效，对人体具有镇静安神作用，对更年期口渴便秘、体虚、气血不足、脾胃不和者有益；喝牛奶可补足钙质需求量，减少骨骼萎缩，降低骨质疏松症的发生概率，使身体柔韧度增加。

良方妙方

1. 胃及十二指肠溃疡：牛奶 250 毫升，煮沸，调入蜂蜜 50 毫升，白及粉 6 克，饮服。

2. 神经衰弱、低血压、病后体弱：牛奶 500 毫升，粳米 100 克，白糖适量。粳米加清水 800 毫升，文火煮至半熟，倒出米汤，加入牛奶和白糖，煮至粥成。分 1 ~ 2 次空腹服食。

食用功效

牛奶中的碘、锌和卵磷脂能大大提高大脑的工作效率。牛奶中的镁元素会促进心脏和神经系统的耐疲劳性。牛奶能润泽肌肤，经常饮用可使皮肤白皙、光滑，增加弹性。基于酵素的作用，牛奶还有消炎、消肿及缓和皮肤紧张的功效。

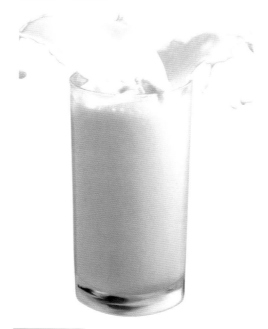

注意事项

早上不宜空腹喝牛奶。

经典论述

1.《日华子本草》："润皮肤，养心肺，解热毒。"

2.《本草纲目》："治反胃，补益劳损，润大肠，治气痢，除黄疸，老人煮粥甚宜。"

养生食谱

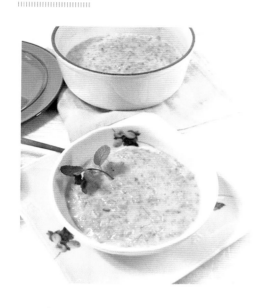

◆ 牛奶番茄

主　料：鲜牛奶 200 毫升，番茄 250 克，鲜鸡蛋 3 个。

调　料：淀粉、盐、胡椒粉各适量。

做　法：

1. 先将番茄洗净，切块待用；淀粉用鲜牛奶调成汁，鸡蛋煎成荷包蛋待用。

2. 鲜牛奶煮沸，加入番茄、荷包蛋略煮片刻，然后加入适量盐和胡椒粉调匀即成。

◆ 牛奶燕麦粥

主　料：燕麦片 50 克，脱脂牛奶 15 毫升。

调　料：白糖、精盐少许。

做　法：

1. 将麦片在清水中浸泡半个小时以上。

2. 锅置火上，加适量清水，下入麦片，用文火煮 15 ~ 20 分钟后，加入牛奶、盐继续煮 15 分钟左右，加入白糖搅拌即可。

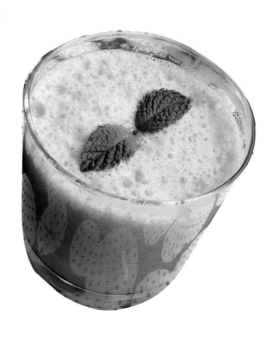

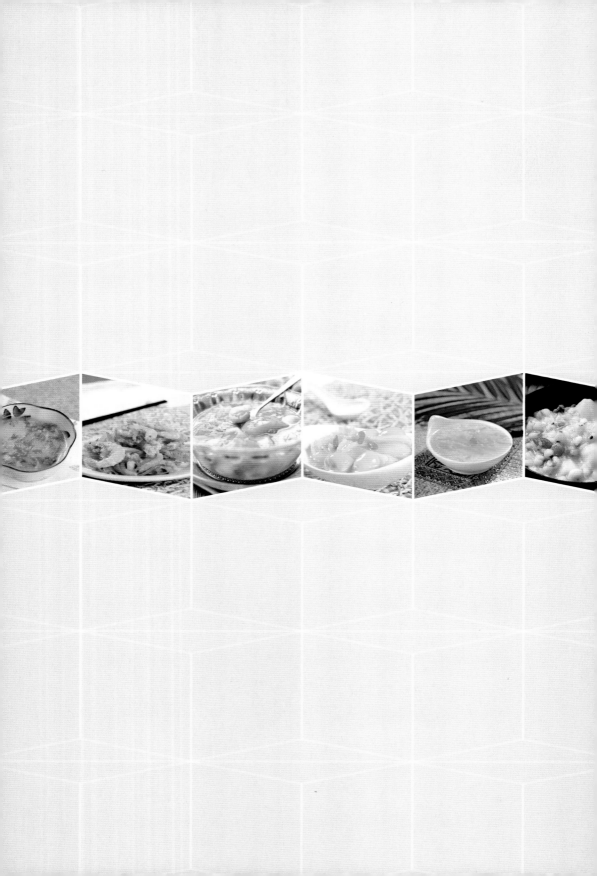

第三章

妙药良方——轻松度过更年期

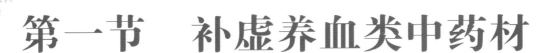

第一节 补虚养血类中药材

黄芪

补气固表防感冒

别　　　名　绵芪、绵黄芪、黄蓍。

性 味 归 经　味甘，性温；归肺、脾经。

用 法 用 量　9 ~ 30克；蜜炙可增强其补中益气作用。

营养成分

皂苷、蔗糖、多糖、氨基酸、叶酸、硒、锌、铜等。

缓解更年期功效

黄芪中的多糖类和总黄酮类活性物质，具有补气力、增强抵抗力等功效，可用来治疗更年期心脏病、高血压、糖尿病等症。黄芪还能改善更年期自汗、盗汗、水肿等现象。

良方妙方

1.体虚自汗：黄芪15克，白术9克，防风6克。水煎服。

2.脑血栓：黄芪15 ~ 30克，川芎6克，赤芍、桃仁、当归、丹参、牛膝、地龙各9克。水煎服。

功用疗效

补气固表，利尿排毒，排脓，敛疮生肌。用于气虚乏力，食少便溏，中气下陷，久泻脱肛，便血崩漏，表虚自汗，气虚水肿，痈疽难溃，久溃不敛，血虚萎黄，内热消渴；慢性肾炎蛋白尿，糖尿病。

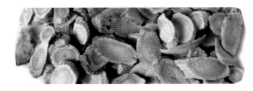

注意事项

实证和阴虚阳盛者忌用。

养生药膳

◆ 黄芪煨老母鸡

配　　方：老母鸡1只，黄芪30克，盐适量。

做　　法：老母鸡去内脏、洗净后入沸水中焯一下。黄芪30克，用纱布包好，装入鸡肚内，入锅加水及盐适量，炖至鸡烂熟即可。

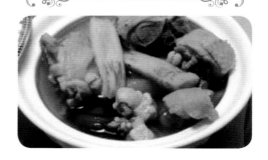

西洋参

补气养阴清虚热

别　　　名	西洋人参、西参、花旗参。
性味归经	味甘、微苦，性凉；归心、肺、肾经。
用法用量	每日 3 ~ 6 克，或多至 9 克泡茶，煎汤，煎膏。

营养成分

人参皂苷、挥发油、树脂、精氨酸、天冬氨酸等。

缓解更年期功效

西洋参含有的多种人参皂苷可以有效营养中枢神经，达到静心凝神、消除疲劳、增强记忆力等作用，可用于缓解更年期失眠烦躁、记忆力衰退等，还能预防老年痴呆。

良方妙方

1. 长期低热：西洋参 3 克，地骨皮、粉丹皮各 6 克。水煎服。每日 1 剂，热退为止。

2. 食欲不振，体倦神疲：西洋参、云茯苓、白术各 10 克。水煎服。每日 1 剂，长期坚持服用。

功用疗效

补气养阴，清热生津。用于气虚阴亏，内热，咳喘痰血，虚热烦倦，消渴，口燥咽干。西洋参具有抗疲劳、抗氧化、抗应激、抑制血小板聚集、降低血液凝聚的作用。另外，对糖尿病患者还有调节血糖的作用。

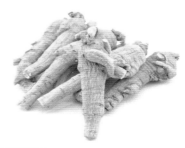

注意事项

寒症患者不宜食用。

养生药膳

◆ 西洋参淮山药蒸乌鸡

配　　方：西洋参 10 克，淮山药 20 克，乌鸡 1 只，葱、姜各适量。

做　　法：

1. 西洋参切片，淮山药用水泡软，乌鸡洗净剁成块飞水。

2. 把制好的原料一起放到盆里，加入清汤和适量的葱姜，上笼蒸至鸡肉软烂即可。

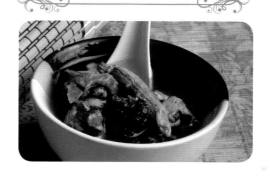

冬虫夏草
补肾益气安心神

别　　　　名　虫草、冬虫草。

性 味 归 经　味甘，性温；归肺、肾经。

用 法 用 量　内服：煎汤，5 ~ 10克；或入丸、散；或与鸡鸭炖服。

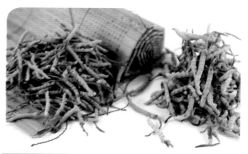

注意事项

《四川中药志》："有表邪者慎用。"

营养成分

饱和脂肪酸、不饱和脂肪酸、粗蛋白、粗纤维、碳水化合物、灰分、虫草酸等。

缓解更年期功效

冬虫夏草含有高级营养和调节人体功能的多种成分，有调节更年期女性体内雌激素水平、改善子宫内膜功能的作用。

良方妙方

1. 神经衰弱：冬虫夏草 15 ~ 30克，白酒 500 毫升，泡 7 天后服，每次 10 ~ 20 毫升，每日 2 ~ 3 次。

2. 虚喘：冬虫夏草 15 ~ 30 克，配老雄鸭蒸服。

功用疗效

补肺益肾，止血化痰。用于久咳虚喘、劳嗽咯血、阳痿遗精、腰膝酸痛。

养生药膳

◆ 虫草裙边

配　方：水发裙边 500 克，鹌鹑蛋 8 个，冬虫夏草 8 只，糖色 2克，酱油 10 毫升，糖 3 克，绍酒 10 毫升。

做　法：

1. 水发裙边去掉异味后与虫草同蒸 40 分钟。

2. 原汁入味调色收浓汤汁。

3. 鹌鹑蛋腌好，卤煮剥皮，摆放在裙边，四周再摆虫草即可。

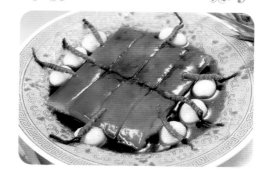

党参

健脾益肺补中气

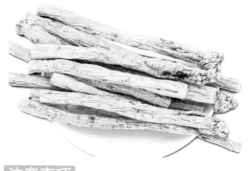

别　　　　名	潞党、上党人参。
性 味 归 经	味甘，性平；归脾、肺经。
用 法 用 量	内服：煎汤，6～15克；或熬膏，入丸、散。

营养成分

淀粉、蔗糖、葡萄糖、菊糖、皂苷、生物碱、黏液质、树脂等。

缓解更年期功效

党参为临床常用的补气药，功能补脾益肺，效近人参而较弱，烈性因此减低，适用于各种气虚不足者。另党参养血效果较好。

良方妙方

1. 心律失常：党参15克，麦冬10克。水煎服。每日1剂。

2. 自汗：五味子7克，煅牡蛎、炙黄芪皮、党参、麻黄根各15克，浮小麦、瘪桃干各10克，炙甘草7克。水煎服。每日1剂，分2次服用。

功用疗效

补中益气，健脾益肺。用于脾肺虚弱，气短心悸，食少便溏，虚喘咳嗽，内热消渴。

注意事项

党参不宜与藜芦同用。有实邪者忌服。

养生药膳

◆ 党参黄花山药粥

配　方：党参10克，黄花40克，山药、糯米各50克。

做　法：党参、黄花洗净，党参切片，山药洗净切丁，砂锅中放糯米和水、山药丁、党参、黄花一起煲制30分钟即可。

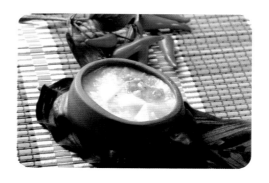

山药

补益心脾缓衰老

别　　　名　薯蓣、山芋、薯药。

性味归经　味甘，性平；归肺、
　　　　　　脾、肾经。

用法用量　每餐 100 ～ 250 克。

营养成分

粗蛋白质、粗纤维、维生素、淀粉、糖、灰分、钾、磷、钙、镁、铁、锌、铜、锰等。

缓解更年期功效

山药富含多种维生素、氨基酸和矿物质，可以调节脂质代谢，防治动脉硬化，对维护胰岛素正常功能也有一定作用。还有增强人体免疫力、益心安神、延缓衰老等保健作用。

良方妙方

更年期综合征：山药 30 克，女贞子 15 克，五味子 6 克。水煎服，每日 2 次。

功用疗效

健脾止泻，补肺益肾。用于脾虚久泻，慢性肠炎，肺虚喘咳，慢性肾炎，糖尿病，遗精，遗尿，白带。

注意事项

湿盛中满，或有积滞、有实邪者不宜食用。

养生药膳

◆ 山药炖排骨

主　料：猪小排 250 克。

辅　料：宽粉 50 克，山药 200 克，小枣 15 克，植物油适量。

调　料：葱姜 10 克，酱油 20 毫升，盐 3 克，鸡粉 5 克，胡椒粉 2 克。

做　法：

1. 宽粉用水泡软，山药切块，排骨切块焯水，备用。

2. 锅内加入适量植物油将葱姜爆香，放入排骨烹酱油翻炒均匀，加水、小枣、山药大火炖 30 分钟，再小火炖 30 分钟。

3. 排骨软烂后加盐、鸡粉、宽粉炖 5 分钟，宽粉软烂后即可。

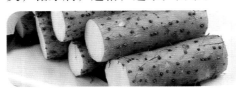

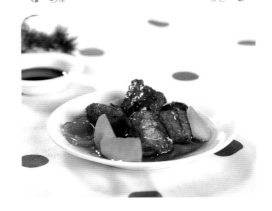

当归

调补气血防衰老

别　　　名	干归、云归、马尾归。
性味归经	味甘、辛，性温；归肝、心、脾经。
用法用量	煎汤，6～12克；或入丸、散；或浸酒。

营养成分

挥发油、蔗糖、维生素 B_{12}、维生素 A 类物质、油酸、亚油酸、谷甾醇、亚叶酸、凝胶因子、生物素等。

缓解更年期功效

当归有益气补血、活血等功效，调补妇女的血气效果佳，人体气血不足就会引起脏腑功能失调，当归能使气血各有所归，达到活血补血之功效，改善更年期妇女气色萎黄，还能预防衰老。

良方妙方

1. 月水不通：当归（切，焙）30克，干漆（炒烟出）、川芎各15克。上三味捣罗为末，炼蜜和丸，如梧桐子大。每服20丸，温酒下。

2. 血崩：当归30克，龙骨60克（炒赤），香附子（炒）9克，棕毛灰15克。上为末，米汤调饮9～12克，空腹服。

3. 痛经，月经不调：当归15克，水煎服。适用于气滞血瘀者。

功用疗效

补血活血，调经止痛，润肠通便。用于血虚萎黄，眩晕心悸，月经不调，经闭痛经，虚寒腹痛，肠燥便秘，风湿痹痛，跌扑损伤，痈疽疮疡。酒当归活血通经。用于经闭痛经，风湿痹痛，跌扑损伤。

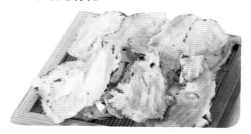

注意事项

湿阻中满、大便溏泄者慎服。

养生药膳

◆ 当归白芍茶

配　方：当归10克，白芍15克。

做　法：将上述材料一起放入杯中，冲入沸水，盖盖子闷泡约15分钟后饮用。

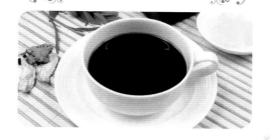

熟地黄
滋阴补血控三高

别　　　名	熟地。
性 味 归 经	味甘，性微温；归肝、肾经。
用 法 用 量	煎汤，10～30克；或入丸、散，或熬膏，或浸酒。

营养成分

氨基酸、单糖、益母草苷、桃叶珊瑚苷、梓醇、地黄苷、地黄素、焦地黄素、焦地黄内酯、地黄苦苷元、脂肪酸等。

缓解更年期功效

熟地黄中富含多种环烯醚萜类成分，具有良好的降低血糖的作用，而且用熟地黄煎剂治疗高血压，血压、血清胆固醇和甘油三酯均有下降，同时还能预防冠心病、心律失常、动脉硬化等心脑血管疾病。

良方妙方

贫血：熟地黄15克，鸡血藤12克，当归、阿胶（熔化）各9克。水煎服。每日1剂，分3次服用。

功用疗效

补血滋阴，益精填髓。用于血虚萎黄，心悸怔忡，月经不调，崩漏下血，肝肾阴虚，腰膝酸软，骨蒸潮热，盗汗遗精，内热消渴，眩晕耳鸣，须发早白。

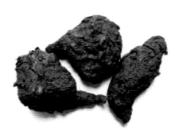

注意事项

脾胃虚弱、气滞痰多、腹满便溏者忌服。

养生药膳

◆ 熟地茶

配　方：熟地黄、制首乌各15克。

做　法：将上述材料放入杯中，冲入沸水，盖盖子闷泡约15分钟后饮用。

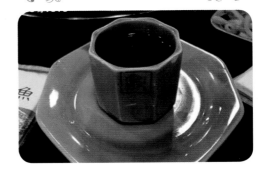

何首乌

健脑益智缓衰老

别　　　名	赤首乌、首乌、地精。
性味归经	味苦、甘、涩，性温；归肝、心、肾经。
用法用量	内服：煎汤，10 ~ 20克；熬膏、浸酒或入丸、散。

营养成分

淀粉、粗脂肪、卵磷脂、大黄酚、大黄素、大黄酸等。

缓解更年期功效

何首乌中所含卵磷脂是脑组织、血细胞的细胞膜组成成分，有调节神经、健脑益智的作用，还能够促进血细胞的生长和发育。经常食用何首乌，对神经衰弱、贫血等有治疗作用，可延缓衰老、强身健体、保健心脏。

良方妙方

更年期综合征：首乌 30 克，大米100 克。首乌用布包，大米淘洗干净，2 味同入砂锅中，加水煮粥，食粥。

功用疗效

生首乌解毒、消痈、润肠通便，用于瘰疬疮痈、风疹瘙痒、肠燥便秘、高血脂等；制首乌补肝肾、益精血、乌须发、强筋骨，用于血虚萎黄、眩晕耳鸣、须发早白、腰膝酸软、肢体麻木、崩漏带下、久疟体虚、高血脂等。

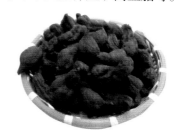

注意事项

大便溏泄及有湿痰者不宜食用。

养生药膳

◆ 降脂减肥茶

配　　方：何首乌、丹参各 10克，泽泻 5 克，绿茶 3 克，蜂蜜适量。

做　　法：

1. 将何首乌、泽泻、丹参研成粗末。

2. 将药末、绿茶放入杯中，用沸水冲泡 20 分钟后，加入蜂蜜，即可饮用。

3. 每日 1 剂，不拘时，代茶饮。

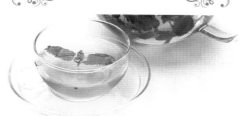

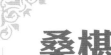

桑椹

补血滋阴益肝肾

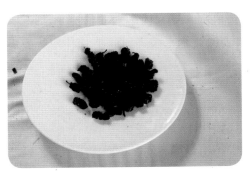

别　　　名　桑实、乌葚、文武实。

性 味 归 经　味甘，性寒；归心、肝、肾经。

用 法 用 量　10 ～ 15 克；煎汤或熬膏、浸酒、生啖。

营养成分

葡萄糖、果糖、鞣酸、苹果酸、维生素 B_1、维生素 B_2、维生素 C、胡萝卜素、脂肪酸、铁、钙、锌等。

缓解更年期功效

桑椹含有多种人体必需氨基酸及钙、铁、锌等多种矿物元素，具有良好的补益调养作用。适宜更年期高血压、贫血、高血脂、月经不调等症的食疗。其水煎剂有中度激发淋巴细胞转化的作用，能增强免疫力。

良方妙方

1. 神经衰弱，失眠健忘：桑椹子30 克，酸枣仁 15 克。水煎服，每晚1 次。

2. 自汗，盗汗：桑椹子、五味子各 10 克。水煎服，每日 2 次。

功用疗效

补血滋阴，生津润燥。用于眩晕耳鸣，心悸失眠，须发早白，津伤口渴，内热消渴，血虚便秘。

注意事项

桑椹不可多食久服，否则易致鼻出血。脾胃虚寒、腹泻的人勿服。

养生药膳

◆ 桑椹红枣粥

配　　方：桑椹、冰糖各 20 克，红枣 10 颗，粳米 100 克。

做　　法：

1. 桑椹去杂质洗净，红枣洗净去核，粳米洗净。

2. 将桑椹、红枣、粳米放入锅中，置于武火上烧开，再用文火煮 20 分钟，加入冰糖，熬化即可。

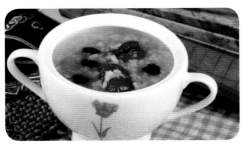

阿胶

补肝益血又滋阴

别　　名	驴皮胶、盆覆胶。
性味归经	味甘，性平；归肝、肺、肾经。
用法用量	5～10克；炒阿胶可入汤剂或入丸、散。

营养成分

甘氨酸、脯氨酸、谷氨酸、丙氨酸、精氨酸、天冬氨酸、赖氨酸、苯丙氨酸、丝氨酸、组氨酸、钾等。

缓解更年期功效

阿胶对血液黏稠度增加有明显的抑制作用，更年期服用阿胶可促进血液循环，抗心律不齐。

良方妙方

1. 缺铁性贫血：用阿胶加黄酒配制的阿胶老酒。每次50～100毫升，早晚各1次，60天为1个疗程。

2. 肝肾精血虚弱引起的月经不调，崩漏：女贞子、生地黄、熟地黄各15克，知母、阿胶各9克，首乌、当归、白芍、黄柏、旱莲草各12克。水煎服。每日1剂，分3次服用。

功用疗效

补血滋阴，润燥，止血。用于血虚萎黄，眩晕心悸，肌痿无力，心烦不眠，虚风内动，肺燥咳嗽，劳嗽咯血，吐血尿血，便血崩漏，妊娠胎漏。

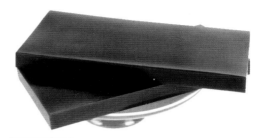

注意事项

作为一般滋补品，阿胶宜在饭前服用。咳嗽痰多者慎用。

养生药膳

◆ 阿胶糯米粥

配　方：阿胶15克，川贝粉8克，糯米150克。

做　法：

1. 阿胶加温水蒸至融化备用，糯米洗净备用。

2. 砂锅内加清水煮开，下糯米、川贝粉同煮至熟软黏稠，放入阿胶水调匀即可。

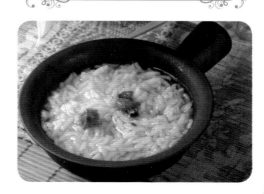

红枣

补气生血抗衰老

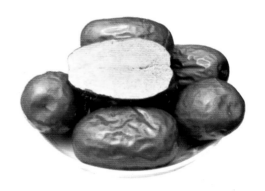

别　　　名	大枣、枣子。
性味归经	味甘，性平、温；归脾、胃经。
用法用量	每日5～10颗（50～100克）。

营养成分

蛋白质、膳食纤维、糖类、维生素C、桦木酸、山楂酸、光千金藤碱、黄酮苷、大枣皂苷、大枣多糖、磷、钾、钠、铁、钙等。

缓解更年期功效

红枣所含的维生素和铁等，能促进造血，防治更年期缺铁性贫血，还能促进白细胞的生成，提高人血白蛋白，增强免疫力，降低血清胆固醇，缓解疲劳。

良方妙方

1. 脾胃虚弱，倦怠乏力，血虚萎黄，神志不安：红枣10～20枚，煎汤常服。

2. 虚劳烦闷不得眠：大枣20枚，葱白若干，水煎去渣顿服。

功用疗效

补中益气，养血安神。用于脾虚食少，乏力便溏，妇人脏躁。

注意事项

凡有湿痰、积滞、齿病、虫病者，均不相宜。

养生药膳

◆ 人参红枣茶

配　方：人参3～5克，大枣10颗。

做　法：在保温杯中放入人参片及去核的大枣，加沸水，盖上盖子，闷泡15分钟即可。

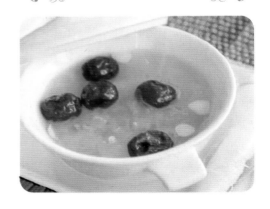

枸杞子

滋补肝肾又明目

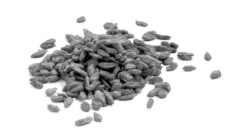

别　　　名	枸杞豆、血杞子。
性味归经	味甘，性平；归肝、肾经。
用法用量	煎汤，5～15克；或入丸、散、膏、酒剂。

营养成分

氨基酸、枸杞子多糖、胡萝卜素、硫胺素、维生素 B_2、烟酸、维生素C、甜菜碱、玉蜀黍黄质、酸浆果红素、隐黄质、东莨菪素等。

缓解更年期功效

枸杞子有补益肝肾之功，能增强免疫力、改善造血功能、抗衰老、护肝等，可促进乳腺病患者后期的康复，起到固本的功效，也能缓解眩晕、耳鸣、内热等不适。

良方妙方

肾虚腰痛：生地黄25克，当归12克，猪肉15克，土牛膝60克，大枣12枚，枸杞子9克，冰糖25克。上药加水煎服，每日1剂，分3次服用。

功用疗效

滋补肝肾，益精明目。用于虚劳精亏，腰膝酸痛，眩晕耳鸣，内热消渴，血虚萎黄，目昏不明。

注意事项

外邪实热，脾虚有湿及泄泻者忌服。

养生药膳

◆ 枸骨杞子茶

配　　方：枸骨叶6克，枸杞子5克，甘草3克，蜂蜜适量。

做　　法：

1. 将枸骨叶、枸杞子、甘草研成粗药末。

2. 将药末放入杯中，用开水冲泡5分钟后，加入蜂蜜，即可饮用。

3. 每日1剂，不拘时，代茶饮。

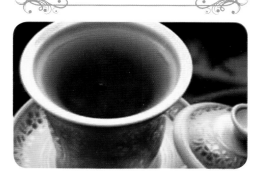

玉竹

养阴润燥缓衰老

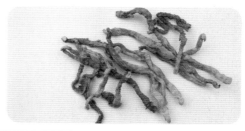

别　　　名	葳蕤、玉参、尾参。
性 味 归 经	味甘，性微寒；归肺、胃经。
用 法 用 量	内服：煎汤，6～12克；熬膏、浸酒或入丸、散。

营养成分

铃兰苷、博苷、山柰酚、皮醇苷、维生素A、甾苷、玉竹黏液质等。

缓解更年期功效

玉竹中含有的博苷能有效清除体内自由基，提高人体免疫力，延缓衰老。玉竹的铃兰苷有强心作用，更年期女性适当服用玉竹，可改善心血管功能。

良方妙方

1. 心悸，口干，气短，胸痛或心绞痛：玉竹、党参、丹参各15克，川芎10克。水煎服。每日1剂。

2. 肢体酸软，自汗，盗汗：玉竹25克，丹参12克。水煎服。

功用疗效

养阴润燥，生津止渴。用于肺胃阴伤，燥热咳嗽，咽干口渴，内热消渴。

注意事项

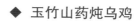

痰湿气滞者禁服。脾虚便溏者慎服。

养生药膳

◆ 玉竹山药炖乌鸡

配　　方：玉竹12克，山药35克，乌鸡1只（约500克）。

调　　料：葱、姜、料酒、盐、胡椒粉各适量。

做　　法：

1. 玉竹洗净，山药切块备用，乌鸡洗净剁块焯水备用。

2. 将乌鸡、玉竹放入锅中，加葱、姜、料酒、盐、胡椒粉、水适量，用大火烧沸，小火炖1小时即可。

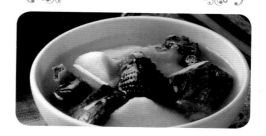

丹参

活血通经清心烦

别　　　名	紫丹参、红丹参、红根。
性味归经	味苦，性微寒；归心、肝经。
用法用量	内服：煎汤，5 ~ 15 克，大剂量可用至 30 克。

烦不眠，肝脾肿大，心绞痛。

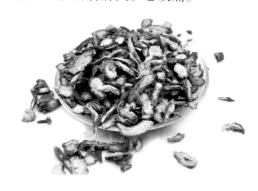

营养成分

丹参酮、隐丹参酮、异丹参酮、丹参内酯、丹参酸、原儿茶酸、琥珀酸等。

缓解更年期功效

丹参酮具有活血凉血消痈作用，能针对乳腺肿块发挥其药效，另外还具有凉血清心功效，能有效缓解病程中出现的烦热心悸等症状。

良方妙方

1. 更年期综合征：丹参 30 克，加红糖 15 克，水煎服，每日 2 次。

2. 高脂血症，动脉粥样硬化，冠心病，心绞痛：丹参、玉竹、山楂各 15 克，水煎服。

3. 经血涩少，闭经腹痛：丹参、益母草、香附各 9 克。水煎服。

功用疗效

祛瘀止痛，活血通经，清心除烦。用于月经不调，经闭痛经，癥瘕积聚，胸腹刺痛，热痹疼痛，疮疡肿痛，心

注意事项

无瘀血者、妊娠妇女、大便不实者忌服。

养生药膳

◆ 丹参山楂茶

配　方：丹参 10 克，山楂 5 克。

做　法：

1. 将丹参、山楂切成薄片，用沸水冲泡，取汁。

2. 代茶饮用。

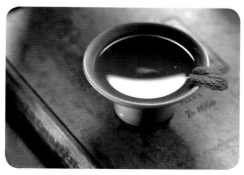

红花

活血通经化瘀痛

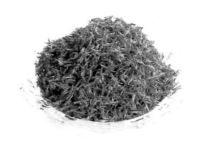

别　　　名　草红花、红蓝花、刺红花。
性味归经　味辛，性温；归心、肝经。
用法用量　内服：煎汤，3 ~ 10 克。

营养成分

红花黄色素、红花苷、红花油、脂肪油等。

缓解更年期功效

红花能改善子宫微循环，缓解更年期女性痛经、月经不调等不适。还可以软化扩张血管、延缓衰老、调节内分泌，在一定程度上还能改善失眠的状况。

妙方良方

1. 妇人六十二种风及腹中血气刺痛：红花 30 克。以酒 200 毫升，煎减半，顿服一半，未止再服。

2. 闭经：红花 9 克，黑豆 90 克，红糖 60 克，水煎服。适用于气滞血瘀者。

3. 脑血栓：葛根、地龙各 30 克，红花 20 克。水煎服。每日 1 剂，分 2 次服用。

功用疗效

活血通经，散瘀止痛。用于经闭，痛经、恶露不行、癥瘕痞块、胸痹心痛、瘀滞腹痛、胸胁刺痛、跌扑损伤、疮疡肿痛。

注意事项

孕妇忌用；溃疡病及出血性疾病者慎用。

养生药膳

◆ 晶莹蛤仁

配　　方：青蛤 150 克，水晶液 100 毫升，锌盐 3 克，绍酒 2 毫升，红花汁 25 毫升，枸杞子 2 克。

做　　法：

1. 青蛤去沙等异物，挖出蛤仁，原汁出水。

2. 水晶液调好口味，原壳将蛤仁定住。

3. 红花汁加盐、绍酒、枸杞子调好口味，放入青蛤中即可。

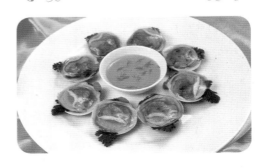

益母草

活血调经又消肿

别　　　名	益母、益母蒿、茺蔚。
性 味 归 经	味苦、辛，性微寒；归肝、心包经。
用 法 用 量	煎汤，10～15克，熬膏或入丸、散。

尿少，急性肾炎水肿。

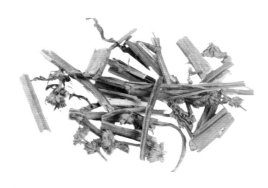

营养成分

维生素 A、益母草碱、水苏碱、益母草宁、月桂酸、苯甲酸、多量氯化钾、亚麻酸、甾醇、油酸、芸香苷、精氨酸等。

缓解更年期功效

益母草可使子宫兴奋，改善子宫微循环，能缓解更年期女性月经不调、痛经等症状。益母草还能改善冠状动脉循环和保护心脏，对更年期伴心脑血管疾病有一定的作用。

良方妙方

1.痛经：益母草 15 克，延胡索 6克。水煎服。

2.月经不调：月月红 12 克，鸡血藤 9 克，益母草 30 克，车前子 6 克。水煎服。每日 1 剂，睡前内服。

功用疗效

活血调经，利尿消肿。用于月经不调，痛经，经闭，恶露不尽，水肿

注意事项

阴虚血少者忌服；孕妇禁用。

养生药膳

◆ 益母草银耳羹

配　　方：益母草 20 克，银耳50 克，冰糖适量。

做　　法：银耳洗净，和益母草、冰糖一起放入砂锅中，倒入适量清水，大火烧开后小火熬至融化即可。

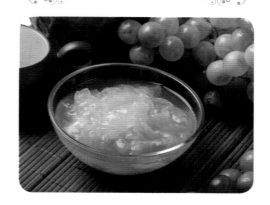

莲子

滋补脾肾安心神

别　　　名	莲肉、藕实、莲实。
性味归经	味甘、涩，性平；归脾、肾、心经。
用法用量	煎汤，6～15克；或入丸、散。

营养成分

淀粉、棉子糖、蛋白质、碳水化合物、莲子碱、芳香苷、荷叶碱、氧化黄心树宁碱、钙、磷、铁等。

缓解更年期功效

莲子作为滋补佳品，善补五脏不足，通利十二经脉气血，使气血畅而不腐，适宜久病，产后或中老年体虚者食用。莲子还是一味很好的中药，有显著的强心作用，能扩张外周血管，降低血压，同时莲子还能起到防癌抗癌的作用。

良方妙方

1. 带下：莲子12克，海螵蛸、败酱草各20克，车前子15克，白果、山茱萸、黄柏各10克。水煎服，每日1剂。

2. 肾病综合征：莲子20克，扁豆15克，干山药、芡实各25克，白糖少许。上药加水适量，煎煮熟后调入白糖。每日1剂。

功用疗效

补脾止泻，益肾涩精，养心安神。用于脾虚久泻，遗精带下，心悸失眠。

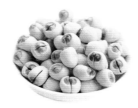

注意事项

中满痞胀及大便燥结者忌服。

养生药膳

◆ 莲子桂圆粥

配　　方：莲子、桂圆肉各30克，红枣8颗，糯米150克。

做　　法：

1. 莲子去心，桂圆肉用清水洗净，红枣去核洗净。

2. 锅置火上，加适量的水烧开，加入糯米煮上5～8分钟后，加入莲子、桂圆、红枣，烧开后，用小火煮30～35分钟即可。

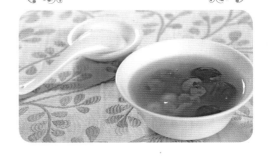

第二节 行气消食类中药材

香附

行气解郁兼止痛

别　　　名	莎草、香附子、香头草。
性 味 归 经	味辛、微苦、微甘，性平；归肝、脾、三焦经。
用 法 用 量	内服：煎汤，5～10克；或入丸、散。

营养成分

葡萄糖、果糖、淀粉、挥发油、α–香附酮、异长叶烯–5–酮、氧化石竹烯、桉油烯醇等。

缓解更年期功效

香附中所含的挥发油有类雌激素作用，能促进体内雌激素重新建立平衡，可缓解更年期月经不调、痛经等症。香附对更年期心脑血管类疾病也能起到缓解和控制的作用，同时还有助于睡眠。

良方妙方

月经不调：香附9克，郁金、当归各6克，车前子12克，枸杞子20克。水煎服。每日1剂，分3次服用。

功用疗效

行气解郁，调经止痛。用于肝郁气滞，胸、胁、脘腹胀痛，消化不良，胸脘痞闷，寒疝腹痛，乳房胀痛，月经不调，经闭，痛经。

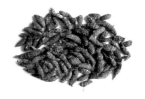

注意事项

气虚无滞，阴虚、血热者慎服。

养生药膳

◆ 玫瑰香附茶

配　　方：玫瑰花1.5克，香附3克，冰糖适量。

做　　法：玫瑰花剥瓣，洗净，沥干。香附以清水冲净，加2碗水熬煮约5分钟，滤渣，留汁。当备好的药汁再滚热时，置入玫瑰花瓣，加入冰糖搅拌均匀即可。

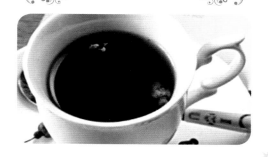

陈皮

行气导滞理肠胃

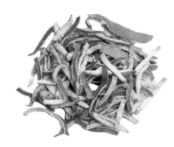

别　　　名	橘皮、柑皮、广陈皮。
性 味 归 经	味苦、辛，性温；归肺、脾经。
用 法 用 量	内服：煎汤，3～9克；或入丸、散。

营养成分

橙皮苷、胡萝卜素、隐黄素、维生素C、维生素B_1、果胶、柠檬烯等。

缓解更年期功效

陈皮有调理脾胃的功效，用于治疗更年期到来后不思饮食、食后腹胀等症。药理研究证明，陈皮所含有的黄酮类成分有助于调节雌激素分泌，同时还有抗菌消炎的作用，改善更年期女性的心血管功能，提高机体免疫力。

良方妙方

1. 急性乳腺炎：陈皮30克，甘草6克。水煎服。每日1剂，分2次服用。

2. 胆结石症：丝瓜子、炒莱菔子、荔枝核、陈皮各10克。水煎服。每日1剂。

功用疗效

理气健脾，燥湿化痰。用于胸脘胀满，食少吐泻，咳嗽痰多。

注意事项

气虚体燥、阴虚燥咳、吐血及内有实热者慎服。

养生药膳

◆ **参芪陈皮茶**

配　　方：丹参、黄芪各15克，陈皮10克。

做　　法：
1. 将丹参、黄芪、陈皮一起放入砂锅，倒入适量清水，大火烧沸后改小火煎煮约20分钟。
2. 滤出汤汁，代茶饮用。

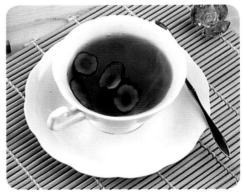

玫瑰花

行气解郁安心神

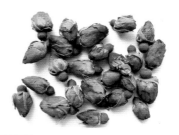

别　　　名	刺玫花、穿心玫瑰。
性味归经	味甘、微苦，性温；归肝、脾经。
用法用量	煎汤或开水泡服，3 ~ 6克，鲜品 9 ~ 15 克。

营养成分

维生素 C、糖类、挥发油、槲皮苷、苦味质、鞣质、脂肪油、有机酸（没食子酸）、红色素、黄色素、蜡质等。

缓解更年期功效

玫瑰花温养血脉，防止肝气郁结血脉瘀滞，从而有助于调理更年期综合征。日常生活中，适量饮用，还有调节情绪、安心神等效果。

良方妙方

1.肝风头痛：玫瑰花 4 ~ 5 朵，蚕豆花 9 ~ 12 克。上味经开水冲泡。代茶频饮。

2.肝胃气痛：玫瑰花阴干，冲汤代茶服。

功用疗效

行气解郁，和血，止痛。用于胸膈满闷，胃脘痛，乳房胀痛，月经不调，赤白带下，泄泻痢疾，跌打损伤，风痹，痈肿等症。

注意事项

阴虚火旺慎服。

养生药膳

◆ 西红柿玫瑰饮

配　　方：玫瑰花 5 克，西红柿1 个，柠檬汁、蜂蜜各适量。

做　　法：

1.西红柿去皮备用。

2.西红柿、玫瑰花放入杯中用热水冲泡后去渣取汁，加柠檬汁、蜂蜜即可。

3.每日 1 剂，不拘时，代茶饮。

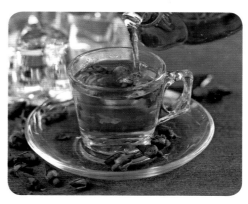

佛手

疏肝理气又止痛

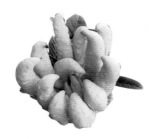

别　　　名　佛手柑、佛手香橼。

性味归经　味辛、苦、酸，性温；
　　　　　　归肝、脾、肺经。

用法用量　内服：煎汤，3～10
　　　　　　克；或泡茶饮。

营养成分

蛋白质、碳水化合物、维生素C、胡萝卜素、柠檬油素、柠檬内酯、胡萝卜苷、棕榈酸、琥珀酸、香叶木苷、橙皮苷、钾、钙、铁、硒等。

缓解更年期功效

佛手气味清香，功能疏肝，且行肺胃气滞，又能化痰，用于治疗更年期到来后不思饮食、忧郁症等。

良方妙方

1.白带：佛手15～30克，猪小肠100克。水煎服。

2.痰湿咳嗽：鲜佛手10克，生姜6克。水煎去渣，加白砂糖温服，每日1次。

3.哮喘：佛手15克，藿香9克，姜皮3克。水煎服用。

功用疗效

疏肝理气，和胃止痛。适用于肝胃气滞，胸胁胀痛，胃脘痞满，食少呕吐。

注意事项

阴虚有火，无气滞症状者慎服。

养生药膳

◆ 佛手酒

配　　方：佛手30克，白酒1000毫升。

做　　法：将佛手洗净，用清水润透后切小方片，待风吹略收水汽后，放入坛内，注入白酒，封口浸泡；每隔5天摇动1次，10天后滤去药渣即成。每日1次，每次20毫升。

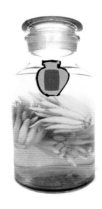

山楂

活血化瘀可调经

别　　　　名	山里红、红果、赤枣子。
性 味 归 经	味甘、酸，性微温；归脾、胃、肝经。
用 法 用 量	每次3～4个（50克）。

营养成分

糖类、蛋白质、脂肪、维生素 C、胡萝卜素、淀粉、苹果酸、枸橼酸、烟酸、黄酮苷类、三萜类、槲皮素、钙、铁等。

缓解更年期功效

山楂可化血块、气块，如果以味甘的中药为佐配伍，可以化瘀血而不伤新血，开郁气而不伤正气，用于更年期月经不调、痛经等疾病。由于山楂富含多种营养物质，现代医学研究证明，山楂还有防癌、抗衰老的作用。

良方妙方

月经不调：生山楂50克，水煎去渣，冲入红糖40克，热饮。适用于月经后期及量少者。

功用疗效

消食健胃，行气散瘀。用于肉食积滞，胃脘胀满，泻痢腹痛，瘀血经闭，产后瘀阻，心腹刺痛，疝气疼痛，

高脂血症。焦山楂消食导滞作用增强。用于肉食积滞，泻痢不爽。

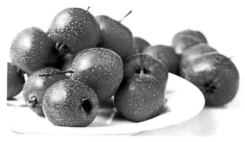

注意事项

病后初愈，体质虚弱的人忌食；胃酸过多、消化性溃疡等人忌食；脾胃虚弱者慎服。

养生药膳

◆ 桃仁山楂粥

配　方：桃仁10克，山楂15克，粳米100克。

做　法：桃仁浸泡去皮尖，山楂洗净去核，粳米洗净，桃仁、山楂放入锅中煮开，放入粳米，先用武火熬煮5分钟改文火将粥煮熟即可。

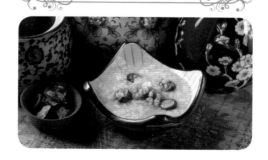

茯苓
利水渗湿能宁心

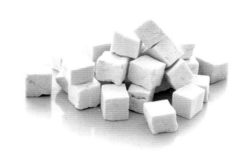

别　　　名　　杜茯苓、茯菟、松腴。

性味归经　　味甘、淡，性平；归心、肺、脾、肾经。

用法用量　　内服：煎汤，10 ～ 15 克；或入丸、散。

营养成分

蛋白质、脂肪、甾醇、卵磷脂、葡萄糖、钾、β－茯苓聚糖、树胶、甲壳质、腺嘌呤、组氨酸、胆碱、脂肪酶、蛋白酶、乙酰茯苓酸、茯苓酸等。

缓解更年期功效

茯苓在《神农本草经》中被列为上品，称"久服安魂养神，不饥延年"，还能提高人体的免疫功能，有防癌抗癌的功效。

良方妙方

1. 失眠：茯苓末50克，粳米100克。先将粳米煮粥，临熟，下茯苓末同煮食之，可养心安神。

2. 风湿关节肿痛：茯苓15克，薏米60克，共研细粉，放入锅中，加水适量，煮熟即食用。

功用疗效

利水渗湿，健脾宁心。用于水肿尿少、痰饮眩悸、脾虚食少、便溏泄泻、心神不安、惊悸失眠。

注意事项

茯苓恶白敛，畏牡蒙、地榆、雄黄、秦艽、龟甲，忌米醋。虚寒精滑或气虚下陷者忌用。

养生药膳

◆ 茯苓蜂蜜茶

配　方：茯苓 10 ～ 15 克，蜂蜜适量。

做　法：在杯中放入茯苓及适量沸水，闷泡10分钟，调入蜂蜜即可。

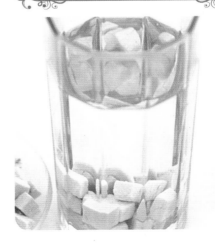

第三节　养心安神类中药材

柏子仁

养心安神除虚烦

别　　　　名	柏实、柏仁、柏子。
性 味 归 经	味甘，性平；归心、肾、大肠经。
用 法 用 量	煎汤，10～15克。

营养成分

脂肪油、维生素A、蛋白质、挥发油、皂苷、植物甾醇、钙、铁等。

缓解更年期功效

柏子仁在古代有"时输百岁不见老"的说法，药理研究证实，柏子仁内含大量植物脂肪和少量挥发油，对阴虚精亏、老年虚秘、劳损低热等虚损性疾病大有裨益。柏子仁还含有丰富的蛋白质和钙、铁等矿物质及维生素成分，使柏子仁具有很好的养心安神、助睡眠的功效，对于更年期失眠、盗汗、心烦等均有很好的作用。

良方妙方

失眠：柏子仁6克，酸枣仁、远志、麦冬、白芍各9克，黄连1.5克，当归、生地黄、党参、黄芪、甘草各3克。水煎服。

功用疗效

养心安神，止汗，润肠。用于虚烦失眠、心悸怔忡、阴虚盗汗、肠燥便秘。

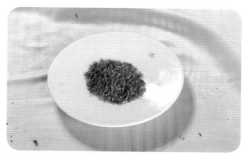

注意事项

畏菊花、羊蹄、诸石及面曲。便溏及痰多者忌服。

养生药膳

◆ 柏子仁烧元鱼

配　方：元鱼1只，柏子仁、栗子各30克，植物油、葱、姜、盐、味精各适量。

做　法：

1. 元鱼宰杀好去尽内脏，用热水烫，把外面黑皮去净，剁成小块飞水待用。

2. 锅内放少许植物油，下葱、姜煸香，放入元鱼、栗子、柏子仁、盐、味精等调好口味，加热水没过原料大火烧开，转中火炖制，汤汁收浓肉软烂即可。

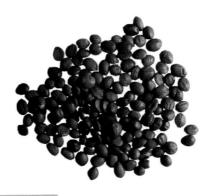

酸枣仁

宁心安神助调经

别　　　名　山枣仁、山酸枣、枣仁。

性 味 归 经　味甘、酸，性平；归肝、胆、心经。

用 法 用 量　煎汤，10～15克。

营养成分

脂肪油、蛋白质、维生素C、白桦脂醇、白桦脂、酸枣多糖、酸枣皂苷等。

缓解更年期功效

酸枣仁养阴血、益心肝、安定心神，主要用于更年期血虚不能养心或虚火上炎出现的心悸失眠等症，往往与茯苓、柏子仁、丹参、熟地黄等同用。

妙方良方

1. 更年期综合征：酸枣仁15克，水煎。阿胶15克，在适量清水中加热烊化。将阿胶与酸枣仁水拌匀，睡前服用。

2. 失眠：酸枣仁、柏子仁各9克，麦冬、党参各12克，五味子6克。用清水煎煮2次，合并药汁服用。

功用疗效

养心补肝，宁心安神，敛汗，生津。用于虚烦不眠，惊悸多梦，体虚多汗，津伤口渴。

注意事项

实邪郁火及滑泄症者慎服。

养生药膳

◆ 枣仁炒牛柳

配　　方：酸枣仁35克，葱白、莴笋条各50克，牛柳200克，蚝油、盐、味精、糖、淀粉、胡椒粉、食用油各适量。

做　　法：牛柳切条码味上浆滑油至熟，葱白切段在油锅中煸至金黄色，下莴笋条、牛柳、蚝油、盐、味精、糖、胡椒粉炒匀勾芡即可。

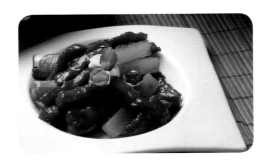

灵芝

镇静安神补心气

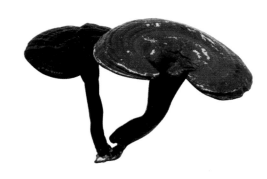

别　　　名　神芝、芝草、仙草。

性味归经　味甘，性平；归肾、心经。

用法用量　3～9克，水煎服。

营养成分

灵芝多糖、氨基葡萄糖、半乳糖、木糖、甘露糖、麦芽糖、糖醛酸、生物碱、挥发油、水溶蛋白质和多种酶类、甘露醇、麦角甾固醇酶类以及人体必需的多种氨基酸多肽类和微量元素。

缓解更年期功效

灵芝含有对中枢神经有抑制性作用的物质，故而使得灵芝具有镇静安神功效，对于更年期失眠、焦虑、心烦等均有很好的作用。灵芝所含的多糖、多肽等有着明显的延缓衰老功效。

良方妙方

神经衰弱：刺五加、菌灵芝（先熬）、夜交藤各30克，酸枣仁、茯神、当归、熟地黄、五味子、合欢皮各15克，磁石40克。水煎服。

功用疗效

补气安神，止咳平喘。用于眩晕不寐，心悸气短，虚劳咳喘。

注意事项

实证慎服。《本草经集注》："恶恒山。畏扁青、茵陈蒿。"

养生药膳

◆ 蜂蜜灵芝茶

配　　方：灵芝5克，蜂蜜适量。

做　　法：

1. 将灵芝冲洗干净以后放入茶杯中。

2. 冲入沸水焖泡10分钟，待水稍温后调入蜂蜜即可饮用。

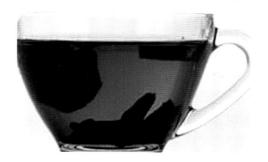

首乌藤

养血安神通经络

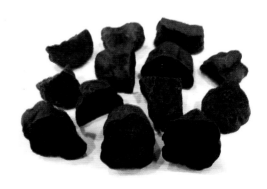

别　　　名	棋藤、夜交藤、何首乌藤。
性 味 归 经	味甘、微苦，性平；归心、肝经。
用 法 用 量	煎汤，10～20克。

营养成分

大黄素、大黄酚、大黄素甲醚、β-谷甾醇等。

缓解更年期功效

夜交藤具有益阴补血、安神催眠的作用，对于更年期阴虚血少所致的心神不宁、失眠多梦、周身酸痛等均有很好的作用。

良方妙方

1.失眠：首乌藤25克，五味子12克，柏子仁9克，山药15克。水煎服。每日1剂，睡前1次服。

2.气虚盗汗：鸡血藤、首乌藤各3克，浮小麦、谷芽各9克，黄芪、白芍各6克。水煎服。每日1剂，分4次服用。

功用疗效

养血安神，祛风通络。用于失眠多梦，血虚身痛，风湿痹痛；外治皮肤瘙痒。

注意事项

有报道，首乌藤可致皮肤出现过敏反应，发疹或皮肤刺痛发痒。躁狂属实火者慎服。

养生药膳

◆ 首乌藤煲老鸡

配　方：首乌藤30克，防风20克，鸡块400克，葱、姜适量。

做　法：首乌藤、防风洗净蒸软，鸡块飞水。把首乌藤、防风与鸡块放入砂锅中放清汤与葱姜一起烧开，转小火炖至鸡肉软烂即可。

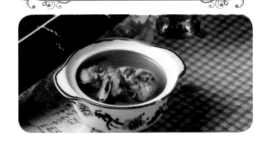

合欢皮

安神解郁治失眠

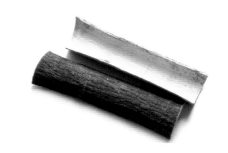

别　　　名　合昏皮、夜合皮。

性味归经　味甘，性平；归心、肝、肺经。

用法用量　煎汤，6～12克。

营养成分

鞣质、黄酮类、皂苷及其苷元、挥发油、固醇类、有机酸酯、糖苷等。

缓解更年期功效

《神农本草经》早就记载了合欢皮的主要功能："安五脏，和心志，令人欢乐无忧。"适用于情绪忧郁，虚烦不安，失眠多梦，记忆减退。对于神经官能症、更年期综合征，以及因高血压病引起的失眠心烦，均可使用。

良方妙方

1. 心烦失眠：合欢皮9克，夜交藤15克。水煎服。

2. 肺痈久不敛口：合欢皮、白蔹，二味同煎服。

3. 夜盲：合欢皮、千层塔各9克。水煎服。

功用疗效

安神，活血，消痈肿。用于心神不安，忧郁失眠，肺痈疮肿，跌扑伤痛。

注意事项

溃疡病及胃炎患者慎服，风热自汗、外感不眠者禁服。

养生药膳

◆ 合欢酒

配　方：合欢皮50克，黄酒250毫升。

做　法：将合欢皮掰碎，浸于黄酒中，密封置于阴凉处。每日晃动2次，2周后开封去渣，每日饮用2次，每次20毫升。

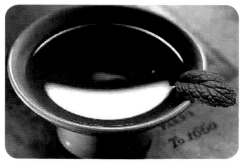

百合

清心安神除虚烦

别　　　名	白百合、卷丹、山丹。
性味归经	味甘，性微寒；归肺、心经。
用法用量	内服：煎汤，6～12克；或入丸、散；亦可蒸食、煮粥。

营养成分

蛋白质、脂肪、还原糖、淀粉、钙、磷、铁、维生素C、秋水仙碱等。

缓解更年期功效

百合能清心除烦、宁心安神，用于神思恍惚、失眠多梦、心情抑郁、虚烦不安等病症。

良方妙方

更年期综合征：莲子、百合、粳米各30克同煮粥，每日早晚各服1次。适用于绝经前后伴有心悸不寐、怔忡健忘、肢体乏力、皮肤粗糙者。

功用疗效

养阴润肺，清心安神。用于阴虚久咳，痰中带血，虚烦惊悸，失眠多梦，精神恍惚。

注意事项

风寒痰嗽，中寒便滑者忌服。

经典论述

《日华子本草》："安心，定胆，益志，养五脏。"

养生药膳

◆ 百合桃仁炒虾球

配　　方：虾球200克，鲜百合、鲜核桃仁各50克，彩椒15克，盐3克，料酒3毫升，鸡粉4克，香油2毫升，水淀粉5克，葱、姜、食用油各适量。

做　　法：

1.彩椒切块，虾仁上浆飞水备用。

2.锅内放少许油，爆香葱、姜，下入虾球核桃仁翻炒几下，放百合、盐、鸡粉、料酒调好味，翻炒均匀，勾芡淋香油即可。

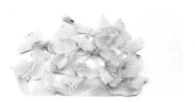

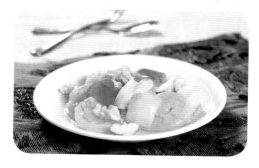

合欢花

安神解郁健身心

别　　　名	夜合花、乌绒。
性 味 归 经	味甘，性平；归心、肝经。
用 法 用 量	4.5～9克；煎汤或泡茶。

营养成分

合欢花中鉴定了25种芳香成分，主要芳香成分为反－芳樟醇氧化物、芳樟醇、异戊醇、a－罗勒烯和2，2，4－三甲基恶丁烷等。此外，还含矢车菊素－3－葡萄糖苷等。

缓解更年期功效

《中国药典》载合欢花"解郁安神。用于心神不安，忧郁失眠"。经常饮用可以使身心愉快，头脑清晰，特别适于更年期肝气郁结引起的情绪抑郁、悲观。

良方妙方

忿怒忧郁、虚烦不安、健忘失眠：合欢花30克(鲜品50克)，粳米50克，红糖适量。将合欢花、粳米、红糖同放入锅内，加清水500毫升，用文火烧至粥稠即可。于每晚睡前1小时空腹温热顿服。

功用疗效

舒郁，理气，安神，活络。治郁结胸闷，失眠，健忘，风火眼疾，视物不清，咽痛，痈肿，跌打损伤疼痛。

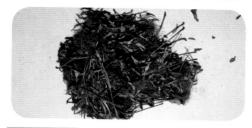

注意事项

阴虚津伤者慎用。

经典论述

《四川中药志》："能合心志，开胃理气，消风明目，解郁。治心虚失眠。"

养生药膳

◆ 合欢花茶

配　　方：合欢花、山楂干品各3克。

做　　法：将上述材料一起放入杯中，冲入沸水，盖盖子闷泡约8分钟后饮用。

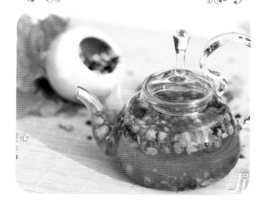

远志

安神益智睡得香

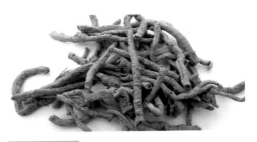

别　　　　名　小草、细草、棘菀。

性 味 归 经　味苦、辛，性温；归心、肾、肺经。

用 法 用 量　内服：煎汤，3～10克；浸酒或入丸、散。

营养成分

脂肪油、远志皂苷元、远志素、远志碱、远志糖苷、远志寡糖等。

缓解更年期功效

远志主入心、肾经，性善宣泄通达，为交通心肾、安神定志、益智强识之佳品，凡心神不宁、失眠多梦、健忘惊悸、神志恍惚等，"由心肾不交所致，远志能交心肾，故治之"（《本草从新》）。

良方妙方

神经衰弱，健忘心悸，多梦失眠：远志（研粉），每服3克，每日2次，米汤冲服。

功用疗效

安神益智，祛痰，解郁。治惊悸，健忘，梦遗，失眠，咳嗽多痰，痈疽疮肿。

注意事项

远志畏珍珠、藜芦、蜚蠊、齐蛤。胃炎及胃溃疡者慎用。

经典论述

《神农本草经》："主咳逆伤中，补不足，除邪气，利九窍，益智慧，耳目聪明，不忘，强志倍力。"

养生药膳

◆ 远志煨枣

配　　方：远志12克，大枣150克，红糖25克，黄酒适量。

做　　法：大枣洗净加红糖、黄酒、远志、清水适量，煮开后小火煨30分钟即可。

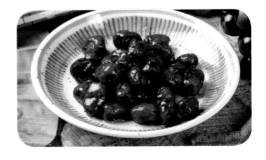

蜂蜜

调经镇痛促安眠

别　　　　名　食蜜、蜂糖、百花精。

性味归经　味甘，性平；归肺、脾、大肠经。

用法用量　每日20毫升。

营养成分

果糖、葡萄糖、蔗糖、麦芽糖、糊精、树胶、蛋白质、氨基酸、柠檬酸、苹果酸、琥珀酸、矿物质、硼等。

缓解更年期功效

蜂蜜所含的微量元素硼，能增加雌激素活性，防止钙的流失，对更年期女性激素水平下降、骨质疏松等症有良好的功效。另外，蜂蜜能迅速补充体力，消除疲劳，增强抵抗力，有生津润肠、美容养颜的功效，对于更年期气阴亏损所致的便秘、月经不调有很好的效果，同时还可以促进睡眠、镇静止痛。

良方妙方

1. 神经衰弱：蜂蜜200毫升，新鲜鸡肝3个（以净白布包好，压出的胆汁，合于蜜内），分3日服，每日3次，饭前服。

2. 便秘：蜂蜜1大匙，开水1杯，溶化后服。

功用疗效

补中，润燥，止痛，解毒。用于脘腹虚痛，肺燥干咳，肠燥便秘；外治疮疡不敛，水火烫伤。

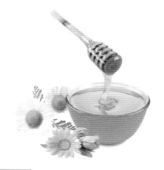

注意事项

蜂蜜不宜与豆腐、韭菜同食。服用感冒西药时，不宜食蜂蜜。痰湿内蕴、中满痞胀及肠滑泄泻者忌服。

养生药膳

◆ 蜂蜜茶

配　　方：甘草5克，洞庭碧螺春、枸杞子各3克，蜂蜜适量。

做　　法：

1. 洞庭碧螺春、枸杞子、甘草放入锅中。

2. 倒入沸水冲泡10分钟后，加入适量蜂蜜即可饮用。

3. 每日1剂，分2次温服。

第四节　清肝解郁类中药材

菊花

散风清热平肝阳

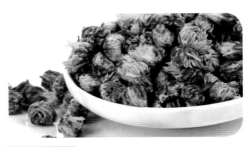

别　　　名	白菊花、杭菊、贡菊。
性味归经	味甘、苦，性微寒；归肺、肝经。
用法用量	内服：煎汤，10～15克；或入丸、散；或泡茶。

营养成分

菊苷、氨基酸、类黄酮、维生素B_1、龙脑、樟脑、菊油环酮、腺嘌呤、胆碱、水苏碱等。

缓解更年期功效

菊花具有清降肝火的作用，特别适用于阴虚火旺型更年期综合征的患者，喝点菊花茶可以有效缓解更年期女性心烦暴躁、头晕目眩等症状。

良方妙方

1. 风热头痛：菊花、石膏、川芎各9克，为末。每服4.5克，茶调下。

2. 高血压：菊花、决明子各9克，钩藤6克，水煎服。

功用疗效

疏散风热，平肝明目。用于风热感冒，头痛眩晕，目赤肿痛，眼目昏花。

注意事项

气虚胃寒、食少泄泻的人少用为宜。关节炎恶寒者忌用。

经典论述

《本草衍义补遗》："菊花，能补阴，须味甘者，若山野苦者勿用，大伤胃气。"

养生药膳

◆ 菊花粳米粥

配　　方：菊花50克，粳米150克，糖20克，矿泉水适量。

做　　法：

1. 菊花碾碎去蒂加少许清水泡软。

2. 锅置火上，加水放入洗干净的粳米煮20分钟，再放入菊花同煮成粥，最后加冰糖即可食用。

柴胡

疏肝解郁退烦热

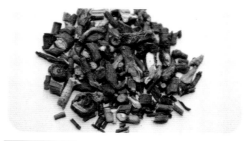

别　　　名　地熏、茈胡、山菜。

性味归经　味苦，性微寒；归肝、胆经。

用法用量　煎汤，3～9克。

营养成分

山柰酚、异鼠李素、槲皮素、柴胡皂苷 B_2、柴胡皂苷 B_1、柴胡皂苷 D、柴胡皂苷 A 及 8 个柴胡多炔等。

缓解更年期功效

柴胡含山柰酚、槲皮素、柴胡皂苷、柴胡多炔等多个抗抑郁活性成分，可有效改善更年期抑郁者的胸肋不适、失眠、精神抑郁、烦躁易怒等症状。

良方妙方

1. 神经衰弱、郁闷不乐、失眠健忘：合欢皮或花、夜交藤各 15 克，酸枣仁 10 克，柴胡 9 克，水煎服。

2. 感冒发热：柴胡、葛根各 10 克，黄芩 8 克，石膏 15 克，水煎服。

3. 黄疸：柴胡 6 克，甘草 3 克，白茅根 15 克，水煎服。

功用疗效

疏散退热，疏肝解郁，升阳举陷。用于感冒发热，寒热往来，胸胁胀痛，月经不调，子宫脱垂，脱肛。

注意事项

真阴亏损，肝阳上升者忌服。

经典论述

《神农本草经》："主心腹肠胃中结气，饮食积聚，寒热邪气，推陈致新。"

养生药膳

◆ 柴胡赤芍茶

配　方：柴胡 5 克，赤芍 4 克，枳壳 3 克，甘草、花茶各 2 克，蜂蜜适量。

做　法：

1. 将柴胡、赤芍、枳壳、甘草、花茶用水冲泡 10 分钟后，加入蜂蜜，即可饮用。

2. 每日 1 剂，不拘时，代茶饮。

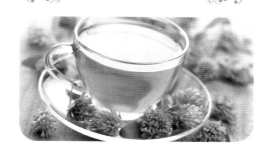

茉莉花

理气解郁消紧张

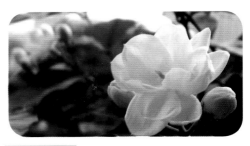

别 名	小南强、奈花、木梨花。
性味归经	味辛、甘，性温；归脾、胃、肝经。
用法用量	内服：煎汤，1.5 ~ 3克；或泡茶。

营养成分

苯甲醇、茉莉花素、安息香、芳樟醇、乙酸苯甲酯、须式 - 丁香烯、莉酸酸甲酯、苯甲酸甲酯等。

缓解更年期功效

茉莉花香气甜郁、清雅、幽远，沁人心脾，有"人间第一香"之美誉。饮用可安定情绪，消除更年期神经紧张，还有防治腹痛、提神解郁、润肠通便、美容、明目的功效。

良方妙方

肝气郁结引起的胸肋疼痛：将茉莉花 5 克、白砂糖 10 克加水 500 毫升煎，去渣饮用。

功用疗效

理气止痛，辟秽开郁。用于胸膈不舒，泻痢腹痛，头晕头痛，目赤，疮毒。

注意事项

茉莉花辛香偏温，火热内盛、燥结便秘者慎食。

经典论述

1.《饮片新参》："平肝解郁，理气止痛。"

2.《随息居饮食谱》："和中下气，辟秽浊。治下痢腹痛。"

养生药膳

◆ 茉莉花茶

配 方：茉莉花（干品）7 克，冰糖适量。

做 法：在茶壶中放入茉莉花及适量沸水，闷泡 5 分钟，调入冰糖即可。

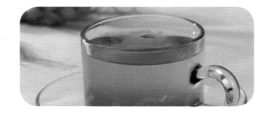

天麻

平肝息风兼镇痛

别　　　名	明天麻、赤箭、定风草根。
性味归经	味甘，性平；归肝经。
用法用量	3～10克；煎汤或入酒剂。

营养成分

蛋白质、氨基酸、维生素A、天麻素、香荚兰素、天麻多糖、铁、锌、氟、锰、碘等。

缓解更年期功效

天麻有息风止痉、平抑肝阳、祛风通络、镇痛的作用，可改善更年期妇女容易出现的心悸、烦躁、经期头痛、失眠等症状。

良方妙方

偏正头痛，眩晕欲倒：天麻15克，川芎60克。上药为细末，炼蜜为丸。每次服9克，饭后细嚼，茶酒任下。

功用疗效

平肝息风，止痉。用于头痛眩晕，肢体麻木，小儿惊风，癫痫抽搐，破伤风。

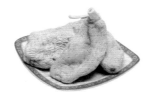

注意事项

口干便闭者忌服；气血虚甚者慎服。

经典论述

1.《本草汇言》："主头风，头痛，头晕虚旋，癫痫强痉，四肢挛急，语言不顺，一切中风，风痰。"

2.《日华子本草》："助阳气，补五劳七伤，通血脉，开窍。"

养生药膳

◆ 天麻炖鱼头

配　方：天麻30克，大鱼头1只，怀山药20克，小枣10枚，植物油、调味料各适量。

做　法：天麻洗净切成片，鱼头洗净，用油煎半熟，下葱姜、怀山药、小枣、天麻、清水，大火炖至鱼头酥烂，汤汁奶白，调好口味即可食用。

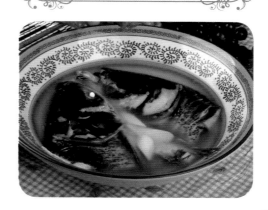

白芍

平肝养血又止痛

别　　　名　生白芍、白芍药、杭芍。

性 味 归 经　味苦、酸，性微寒；归肝、脾经。

用 法 用 量　内服：煎汤，5～12克；或入丸、散。

营养成分

芍药苷、氧化芍药苷、芍药内酯苷、白芍苷、芍苷无酮、芍药新苷、芍药内酯、胡萝卜苷、右旋儿茶精、挥发油。

缓解更年期功效

白芍能养血敛阴，可改善更年期经行腹痛、自汗、盗汗等症状；另外，白芍养血而柔肝，缓急而止痛，故可改善因更年期肝气不和所致的胸胁疼痛。

良方妙方

1. 体虚多汗：白芍 12 克，桂枝 10 克，甘草 6 克，加入切成厚片的生姜 3 片，大枣 5 个，水煎服。

2. 便秘：枳实 15 克，生白芍 30 克，生甘草 20 克，水煎服，每日 1 剂。

功用疗效

平肝止痛，养血调经，敛阴止汗。用于头痛眩晕，胁痛，腹痛，四肢挛痛，血虚萎黄，自汗盗汗，月经不调，崩漏，带下。

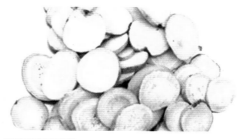

注意事项

虚寒腹痛泄泻者慎服。

经典论述

《神农本草经》："主邪气腹痛，除血痹，破坚积，治寒热疝瘕，止痛，利小便，益气。"

养生药膳

◆ 当归白芍茶

配　　方：当归 10 克，白芍 15 克。

做　　法：将上述材料一起放入杯中，冲入沸水，盖上盖子，闷泡约 15 分钟后饮用。

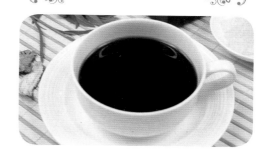

罗布麻叶
平肝安神治头晕

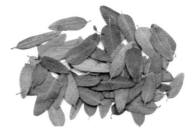

别　　　名	红麻、茶叶花、肚拉角。
性 味 归 经	味甘、苦，性凉；归肝经。
用 法 用 量	6 ~ 12 克；煎服或开水泡服。

营养成分

金丝桃苷、芦丁、山柰素、异槲皮素、槲皮素、黄酮苷、有机酸、氨基酸、多糖苷、鞣质、甾醇、甾体皂苷元、三萜类物质等。

缓解更年期功效

罗布麻叶含有金丝桃苷、异槲皮素、槲皮素等成分，具有镇静、抗抑郁、降血脂、降压、强心等功效，适用于更年期引起的心悸失眠、抑郁、头晕头胀等症。

良方妙方

高血压：罗布麻叶 5 克，黄精 10 克。水煎代茶常饮。

功用疗效

平肝安神，清热利水。用于肝阳眩晕，心悸失眠，浮肿尿少，高血压，神经衰弱，肾炎浮肿。

注意事项

罗布麻叶不宜过量或长期服用，以免中毒。

经典论述

《中药大辞典》："清泻肝火、平肝息风。用于肝火炽盛之头痛眩晕、惊风抽搐。"

养生药膳

◆ 罗布麻叶炒西芹

配　　方：罗布麻叶 100 克，西芹 200 克，盐、味精、芡粉、植物油各适量。

做　　法：西芹洗净切菱形块飞水，罗布麻叶煎取浓汁调盐、味精、芡粉炒匀即可。

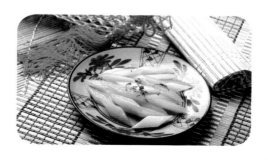

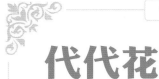

代代花

理气宽胸疏肝郁

别　　　名	枳壳花、酸橙、玳玳。
性 味 归 经	味甘、微苦，性平；归肝、胃经。
用 法 用 量	内服：煎汤，2~3克；或泡茶。

营养成分

芳香油、黄酮、生物碱、强心苷、香豆素、酸芳樟酯、乙酸橙花酯、乙酸香叶酯、右旋柠檬烯、柠檬酸、水芹烯、维生素B、维生素C等。

缓解更年期功效

代代花香气浓郁，具有疏肝和胃、理气解郁的功效，可镇定心情，解除更年期紧张不安的情绪。此外，也有助于缓解压力所导致的腹泻，还有减脂瘦身的效果。

良方妙方

失眠、烦躁、肥胖、高血压、高脂血症：川芎6克，玫瑰花、茉莉花、代代花各5克，荷叶2克，蜂蜜适量。将药材放入杯中，倒入沸水，盖盖子闷泡约10分钟后加入蜂蜜即可饮用。每日1剂，不拘时，代茶饮。

功用疗效

理气宽中，开胃止呕。用于胸脘痞闷，不思饮食，恶心呕吐，胃痛，腹痛。

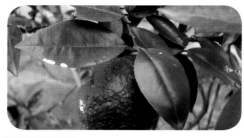

注意事项

孕妇不宜饮用。

经典论述

1.《饮片新参》："理气宽胸，开胃止呕。"

2.《浙江中药手册》："调气疏肝。治胸膈及脘腹痞痛。"

养生药膳

◆ 代代花茶

配　　方：代代花干品3克，蜂蜜适量。

做　　法：将代代花放入杯中，倒入沸水，盖盖子闷泡约8分钟。待茶水温热后调入蜂蜜饮用。

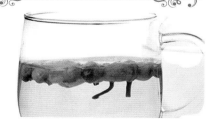

第四章

手到病除——穴位理疗更年期诸症

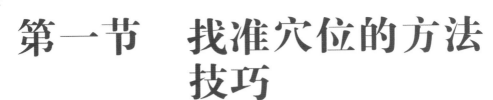

第一节　找准穴位的方法技巧

正确取穴对艾灸、拔罐、按摩、刮痧疗效的关系很大。因此，准确地选取腧穴，也就是腧穴的定位，一直为历代医家所重视。

骨度分寸法

骨度分寸法，始见于《灵枢·骨度》篇，是以骨节为主要标志测量周身各部的大小、长短，并依其比例折算尺寸作为定穴标准的方法。不论男女、老少、高矮、肥瘦都是一样。如腕横纹至肘横纹作 12 寸，也就是将这段距离划成 12 等份，取穴就以它作为折算的标准。常用的骨度分寸见常用骨度分寸表（见下页）。

手指比量法

以患者手指为标准来定取穴位的方法，又称"同身寸"。由于生长规律的缘故，人类机体的各个局部间是相互关联的。由于选取的手指不同，节段也不同，手指比量法可分作以下几种。

中指同身寸法：是以患者的中指中节屈曲时内侧两端纹头之间作为 1 寸，可用于四肢部取穴的直寸和背部取穴的横寸。

拇指同身寸法：是以患者拇指指关节的横度作为 1 寸，亦适用于四肢部的直寸取穴。

横指同身寸法：亦名"一夫法"，是令患者将食指、中指、无名指和小指并拢，以中指中节横纹处为准，四指横量作为 3 寸。

体表标志取穴法

根据人体表面所具特征的部位作为标志，而定取穴位的方法称为体表标志取穴法，又称自然标志取穴法。人体的自然标志有两种：

↖ 固定标志法

固定标志法即是以人体表面固定不移，又有明显特征的部位作为取穴标志的方法。如人的五官、爪甲、乳头、肚脐等作为取穴的标志。

↖ 活动标志法

活动标志法是依据人体某局部活动后出现的隆起、凹陷、孔隙等作为取穴标志的方法。如曲池屈肘取之。

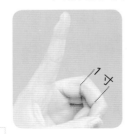

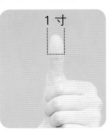
1寸

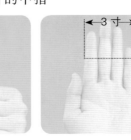
3寸

常用骨度分寸表

分部	起止点	常用骨度	度量法	说明
头部	前发际至后发际	12寸	直寸	如前后发际不明，从眉心量至大椎穴作18寸，眉心至前发际3寸，大椎穴至后发际3寸
胸腹部	耳后两完骨（乳突）之间	9寸	横寸	用于量头部的横寸
胸腹部	天突至歧骨（胸剑联合）	9寸	直寸	胸部与肋部取穴直寸，一般根据肋骨计算，每一肋骨折作1寸6分（天突至璇玑可作1寸，璇玑至中庭，各穴间可作1寸6分计算）
胸腹部	歧骨至脐中	8寸	直寸	胸部与肋部取穴直寸，一般根据肋骨计算，每一肋骨折作1寸6分（天突至璇玑可作1寸，璇玑至中庭，各穴间可作1寸6分计算）
胸腹部	脐中至横骨上廉（耻骨联合上缘）	5寸	直寸	胸部与肋部取穴直寸，一般根据肋骨计算，每一肋骨折作1寸6分（天突至璇玑可作1寸，璇玑至中庭，各穴间可作1寸6分计算）
胸腹部	两乳头之间	8寸	横寸	胸腹部取穴的横寸，可根据两乳头之间的距离折量。女性可用左右缺盆穴之间的宽度来代替两乳头之间的横寸
背腰部	大椎以下至尾骶	21椎	直寸	背部腧穴根据脊椎定穴。一般临床取穴，肩胛骨下角相当第7（胸）椎，髂嵴相当第16椎（第4腰椎棘突）
背腰部	两肩胛骨脊柱缘之间	6寸	横寸	背部腧穴根据脊椎定穴。一般临床取穴，肩胛骨下角相当第7（胸）椎，髂嵴相当第16椎（第4腰椎棘突）
上肢部	腋前纹头（腋前皱襞）至肘横纹	9寸	直寸	用于手三阴、手三阳经的骨度分寸
上肢部	肘横纹至腕横纹	12寸	直寸	用于手三阴、手三阳经的骨度分寸
侧胸部	腋以下至季胁	12寸	直寸	"季胁"指第11肋端下方
侧腹部	季胁以下至髀枢	9寸	直寸	"髀枢"指股骨大转子高点
下肢部	横骨上廉至内辅骨上廉（股骨内髁上缘）	18寸	直寸	用于足三阴经的骨度分寸
下肢部	内辅骨下廉（胫骨内髁下缘）至内踝高点	13寸	直寸	用于足三阴经的骨度分寸
下肢部	髀枢至膝中	19寸	直寸	用于足三阳经的骨度分寸；前面相当犊鼻穴，后面相当委中穴；臀横纹至膝中，作14寸折量
下肢部	臀横纹至膝中	14寸	直寸	用于足三阳经的骨度分寸；前面相当犊鼻穴，后面相当委中穴；臀横纹至膝中，作14寸折量
下肢部	膝中至外踝高点	16寸	直寸	用于足三阳经的骨度分寸；前面相当犊鼻穴，后面相当委中穴；臀横纹至膝中，作14寸折量
下肢部	外踝高点至足底	3寸	直寸	用于足三阳经的骨度分寸；前面相当犊鼻穴，后面相当委中穴；臀横纹至膝中，作14寸折量

第二节　胸腹部穴位

带脉穴

⋯⋯ 调经止带祛湿邪

带脉穴属足少阳胆经，为足少阳、带脉之会穴，又主治带脉及妇人经带疾患，脉穴同名，故称带脉。经常刺激本穴，对调经止带有很大的作用，更年期妇女更为适宜。

【定位】

位于侧腹部，章门下 1.8 寸，当第 11 肋骨游离端下方垂线与脐水平线的交点上。

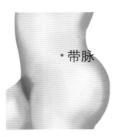

【主治】

月经不调，闭经，赤白带下；疝气；腰痛，胁痛。

【功效】

健脾利湿，调经止带。

【日常保健】

按摩：用拇指沿顺时针方向按揉带脉穴约 2 分钟，然后沿逆时针方向按揉约 2 分钟，以局部出现酸、麻、胀感觉为佳。长期坚持，可治疗月经不调、经闭、腹痛等症。

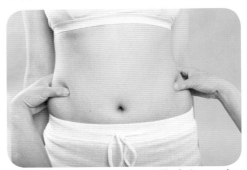

刮痧：用面刮法刮拭带脉穴 30 次，以皮肤发红为宜，隔天 1 次，用于治疗月经不调、赤白带下等病症。

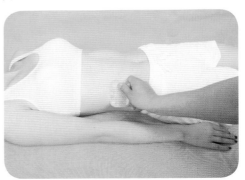

【配伍】

带脉 + 章门 + 肝俞

三穴配伍，具有疏肝理气、行气解郁的功效，主治月经不调、胁背痛、胸闷焦虑等更年期诸症。

带脉 + 血海 + 肾俞

三穴配伍，具有益肾调经的功效，主治经带异常、腹痛、阴道炎、附件炎等更年期诸症。

章门穴

—⊰⊱— 利肝健脾促消化

章门穴是足厥阴肝经上的重要穴道之一，为脾之募穴。刺激该穴可增加胆汁分泌、促进消化，能清肝利胆、健脾和胃，缓解更年期肝郁克脾、湿热内蕴之症。且为八会穴之脏会，可治疗更年期五脏疾病如月经不调、胃肠神经官能症、梅核气等。

【定位】

位于侧腹部，当第 11 肋游离端的下方。

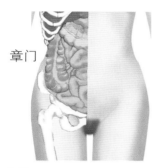

章门

【主治】

腹痛，腹胀，肠鸣，泄泻，呕吐，小儿疳积；神疲肢倦；胸胁痛，黄疸；痞块；腰脊痛。

【功效】

疏肝健脾，理气散结，清利湿热。

【日常保健】

按摩：用双手中指指端按压此穴位，并且做环状运动。每日 2 次，每次 5 分钟。长期坚持，可改善腹痛、腹胀、胸胁痛等病症。

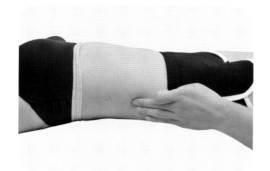

刮痧：用刮痧板边缘从上而下刮拭章门穴 3 ~ 5 分钟，以皮肤有酸胀感为佳。隔天刮拭 1 次，可治疗胸胁痛、胸膜炎。

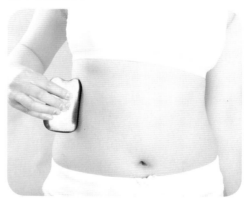

【配伍】

章门 + 肝俞 + 三阴交

三穴配伍，具有清肝泻火、理气解郁的功效，主治胁痛、腹痛、失眠、抑郁、烦躁易怒等更年期诸症。

章门 + 足三里 + 阴陵泉

三穴配伍，具有疏肝健脾、祛湿通络的功效，主治胸胁痛、消化不良、肥胖、乳腺增生等更年期诸症。

期门穴

理气活血调经带

期门穴为肝经的最上一穴，为肝经之募穴，足太阴、厥阴、阴维之会。刺激该穴能疏肝健脾、理气止痛，缓解胸胁痛、胃热、口苦咽干等更年期肝胃不和、湿热内蕴之症。

【定位】

位于胸部，当乳头直下，第6肋间隙，前正中线旁开4寸。

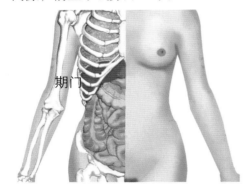

【主治】

胸胁胀痛，呕吐，吞酸，呃逆，腹胀，腹泻；奔豚气；乳痈。

【功效】

疏肝清热，利胆和胃，降逆止痛。

【日常保健】

按摩：用手指缓缓按摩期门穴，按摩3～5秒钟之后吐气，吐气时放手，吸气时再刺激穴道，如此反复，有酸麻的感觉才见效。

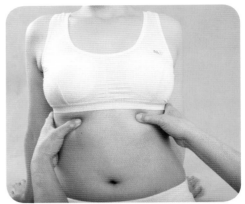

艾灸：艾条温和灸灸期门穴，每日灸1～2次，每次灸20分钟左右，灸至皮肤产生红晕为止。具有健脾和胃、化痰消积的功效。

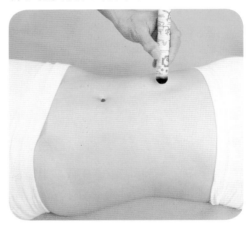

【配伍】

期门＋肾俞＋照海

三穴配伍，具有滋补肝肾、清肝理气的功效，主治眩晕、头痛、高血压、失眠焦虑等更年期诸症。

期门＋肝俞＋三阴交

三穴配伍，具有疏肝健脾、行气解郁的功效，主治烦躁易怒、失眠、胁痛、胃痛等更年期诸症。

关元穴

固肾调经补元气

关元属任脉，是小肠的募穴，刺激该穴具有培元固本、补益下焦的功效，凡元气亏损均可使用，适于更年期天癸渐绝、肾气不足之症。

【定位】

位于脐下 3 寸，腹中线上。

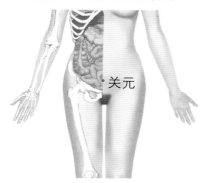

关元

【主治】

中风脱证，虚劳冷惫，羸瘦；少腹疼痛，疝气；腹泻，痢疾，脱肛，便血；五淋，尿血，尿闭，尿频；遗精，阳痿，早泄，白浊；月经不调，痛经，经闭，崩漏，带下，阴挺，恶露不尽，胞衣不下。

【功效】

固本培元，益肾化阳。

【日常保健】

按摩：用拇指指腹按揉关元穴 100 ~ 200 次，不可以过度用力，按揉

时只要局部有酸胀感即可。能够缓解腹疼，对更年期经期延迟有效果。

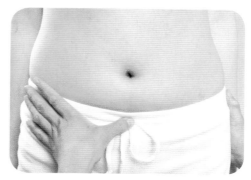

艾灸：艾炷灸或温针灸 5 ~ 7 壮；艾条温和灸 10 ~ 15 分钟。可治疗更年期月经不调、失眠等症。

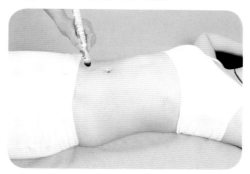

【配伍】

关元 + 气海 + 肾俞

三穴配伍，具有益气壮阳、固本培元的功效，能防治性欲减退、生殖器官萎缩、腰酸乏力、绝经、月经不调等更年期诸症。

关元 + 三阴交 + 肓俞

三穴配伍，具有益气养阴、调和阴阳的功效，能防治月经不调、肾虚腰酸、潮热汗出、失眠烦躁等更年期诸症。

气海穴

行气散滞补元气

气海穴是任脉常用腧穴之一，穴居脐下，为先天元气之海。气海穴能通调一身的气血，有调气机、益元气、补肾虚、固精血之功效，对更年期气虚、气滞、气不固之病症有良好的疗效。

【定位】

位于下腹部，前正中线上，当脐下 1.5 寸。

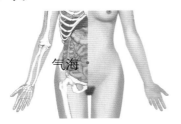

气海

【主治】

虚脱，形体羸瘦，乏力等气虚证；水谷不化，绕脐疼痛，腹泻，痢疾，便秘；小便不利，遗尿；遗精，阳痿，疝气；月经不调，痛经，经闭，崩漏，带下，阴挺，产后恶露不止，胞衣不下。

【功效】

利下焦，补元气，行气散滞。

【日常保健】

按摩：用拇指指腹按压气海穴约 30 秒，然后沿顺时针方向按揉约 2 分钟，以局部出现酸、麻、胀感觉为佳。可治疗更年期月经不调、经闭、烦躁焦虑、失眠健忘等症。

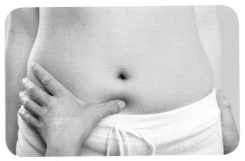

艾灸：每日温和灸灸气海穴 10 ~ 20 分钟，长期坚持，可治疗更年期月经不调、痛经、崩漏等病症。

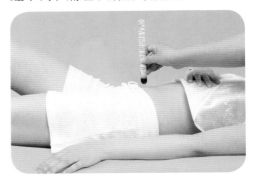

【配伍】

气海 + 足三里 + 三阴交

三穴配伍，具有健脾益气、补肝养肾的功效，主治腰膝酸软、胸闷、出汗、烦躁焦虑、失眠健忘、月经不调等更年期诸症。

气海 + 肾俞 + 命门

三穴配伍，具有益气壮阳、补肾固本的功效，主治子宫下垂、崩漏、绝经、性冷淡、腰酸乏力等更年期诸症。

神阙穴

温经回阳健脾胃

神阙为任脉上的阳穴，当元神之门户，能固本培元、回阳救脱、健脾胃、理肠止泻，对更年期气虚阳虚、腹部脏器不和诸症有良好的保健治疗功效。

【定位】

位于腹中部，脐中央。

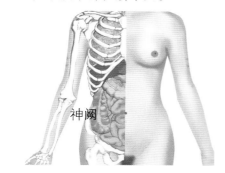

神阙

【主治】

泻痢，绕脐腹痛，肠炎，痢疾，脱肛；五淋；中风脱证，尸厥，角弓反张，风痫；水肿鼓胀；妇人血冷不受胎，产后尿潴留。

【功效】

培元固本，回阳救脱，和胃理肠。

【日常保健】

按摩：用手掌按揉神阙穴2～3分钟，力度适中，长期坚持，可改善更年期气虚阳虚、虚胖、四肢冰冷等症状。

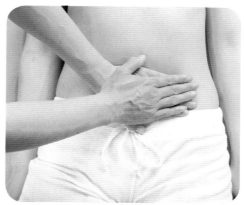

艾灸：每日温和灸灸神阙穴 10～20分钟，长期坚持，可治疗更年期腹痛、便秘、排尿不利、肥胖等症。

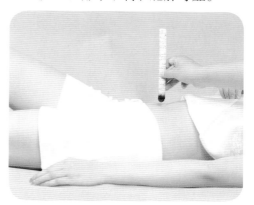

【配伍】

神阙＋足三里＋三阴交

三穴配伍，具有健脾和胃、补益肝肾的功效，主治经带异常、绝经、气虚乏力、敏感多疑、潮热盗汗等更年期诸症。

神阙＋关元＋肾俞

三穴配伍，具有固本培元、益气壮阳的功效，主治胃寒乏力、腹痛喜温、月经不调、情绪低落、动则汗出的更年期诸症。

子宫穴

调经理气止疼痛

子宫穴属经外奇穴，出《针灸大全》。直接以子宫为名，是女性朋友的福穴。刺激子宫穴可促进子宫的血液循环，调理子宫气血，升提下陷的器官，对更年期雌激素降低导致的子宫下垂、月经不调有很好的效果。

【定位】

位于下腹部，脐中下 4 寸，前正中线旁开 3 寸。

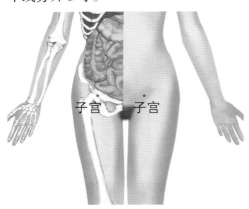

子宫　　子宫

【主治】

阴挺，月经不调，痛经，崩漏，不孕。

【功效】

调经理气，升提下陷。

【日常保健】

按摩：用双手食指、中指按压住两旁子宫穴，稍加压力，缓缓点揉，以酸胀为度，操作 5 分钟，以腹腔内有热感为最佳。可治疗月经不调、阴挺、盆腔炎等症。

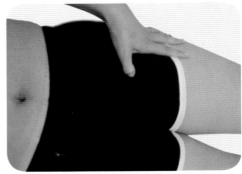

艾灸：艾条温和灸灸子宫穴，每日灸 1 次，每次灸 10 分钟左右，灸至皮肤产生红晕为止。可治疗月经不调、痛经、崩漏等症。

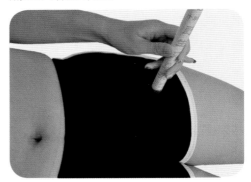

【配伍】

子宫 + 关元 + 气海

三穴配伍，具有调经固经、益气助阳的功效，主治崩漏、带下、子宫下垂等更年期诸症。

子宫 + 带脉 + 肾俞

三穴配伍，具有调经益肾的功效，主治肾虚型月经不调、痛经、子宫内膜炎等更年期诸症。

第三节　腰背部穴位

心俞穴

❸ 理气宁心睡得安

心俞属足太阳膀胱经，为心的背俞穴，与心脏联系密切，善于散发心室之热。心脏功能的强弱和血液循环的盛衰，直接影响全身的营养状况。刺激该穴可治疗胸闷心悸、心烦失眠、健忘、焦虑等更年期与神志病症。

【定位】

位于背部，当第5胸椎棘突下，旁开1.5寸。

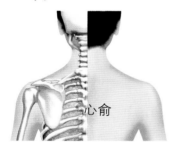

心俞

【主治】

心痛，惊悸，失眠，健忘，癫痫；咳嗽，咯血；盗汗，遗精。

【功效】

理气宁心。

【日常保健】

按摩：用双手拇指置于心俞穴进行揉法，以顺时针为主，反复3～5分钟后，力度要轻柔，不可太重。每日坚持，能够治疗心脾两虚型失眠。

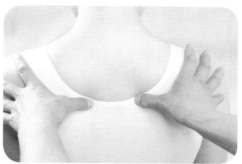

艾灸：艾炷灸或温针灸5～7壮；艾条灸10～15分钟。可治疗胸痛、心悸、失眠、健忘等病症。

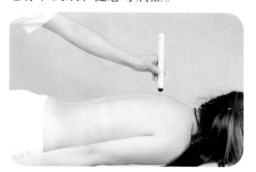

【配伍】

心俞 + 劳宫 + 三阴交

三穴配伍，具有滋阴清热、通络安神的功效，主治心悸、烦躁焦虑、胸闷、盗汗等更年期诸症。

心俞 + 内关 + 神门

三穴配伍，具有宁心安神、理气宽胸的功效，主治心悸、抑郁、失眠等更年期诸症。

肝俞穴

疏肝理气缓焦虑

肝俞穴属于足太阳膀胱经，肝之背俞穴，刺激该穴有养肝血、疏肝郁的功效，是治疗更年期黄疸胁痛等肝胆疾患、抑郁头痛等情志不畅及视物模糊、夜盲等目系疾患的要穴。

【定位】

位于背部，当第 9 胸椎棘突下，旁开 1.5 寸。

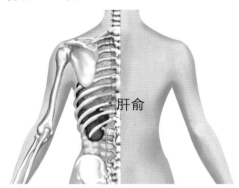

【主治】

胁痛，黄疸；目赤，目视不明，目眩，夜盲，迎风流泪；癫狂痫；脊背痛。

【功效】

疏肝养血，养肝明目。

【日常保健】

按摩：用拇指指腹按揉肝俞穴100 ~ 200 次，每日坚持，能够治疗头晕目眩、更年期失眠多梦。

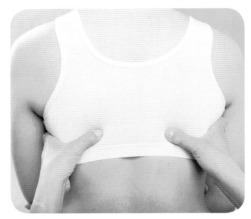

艾灸：艾条温和灸灸肝俞穴 3 ~ 5 分钟，每日灸 1 次。可清肝明目，治疗经行头痛、腰背痛、眼疾等病症。

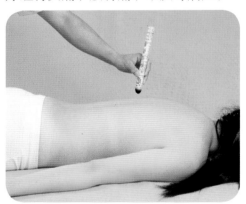

【配伍】

肝俞＋三阴交＋照海

三穴配伍，具有滋补肝肾、清肝解郁的功效，主治眩晕、神经衰弱、目赤痛、抑郁、癫狂等更年期诸症。

肝俞＋章门＋足三里

三穴配伍，具有疏肝健脾、理气止痛的功效，主治胃痛、烦躁焦虑、失眠纳差、胁痛、乳腺增生等更年期诸症。

脾俞穴

健脾和胃补气血

脾俞属足太阳膀胱经，为脾之背俞穴，内应脾脏，为脾经经气转输之处，善利脾脏水湿。刺激该穴可增强脾脏的运化功能，促进消化吸收，对于气血不足型妇科疾病有补益气血的功效。

【定位】

位于背部，当第 11 胸椎棘突下，旁开 1.5 寸。

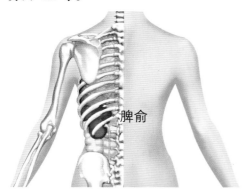

脾俞

【主治】

腹胀，纳呆，呕吐，腹泻，痢疾，便血，水肿；多食善饥，身体消瘦；背痛。

【功效】

健脾和胃，利湿升清。

【日常保健】

按摩：用拇指按指腹按揉脾俞穴 100 ~ 200 次，力度适中，每日坚持，能够治疗腹胀、呕吐、泄泻等病症。

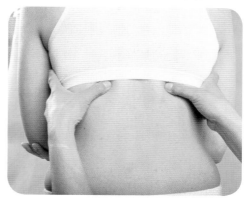

艾灸：艾条温和灸灸脾俞穴 10 分钟左右，灸至皮肤产生红晕为止，每日灸 1 ~ 2 次，对腹胀、腹泻、呕吐、背痛等有效。

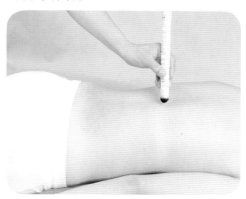

【配伍】

脾俞 + 血海 + 足三里

三穴配伍，具有健脾升清、补血调气，除用以调经，也能缓解血气不足而出现的眩晕。

脾俞 + 肝俞 + 肾俞

三穴配伍，具有调和肝脾、益气补肾的功效，主治焦虑抑郁、腹胀纳差、腰酸背痛等更年期诸症。

命门穴

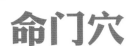

固本温中调经带

命门穴属奇经八脉之督脉，古称命门为"水火之府，为阴阳之宅，为精气之海，为死生之窦"，又言"命门中乎两肾"，故命门穴能温补元阳、补肾培元而强腰膝、补筋骨。刺激该穴位有利于改善压抑情绪，舒缓肌肉酸痛，还能有效地延缓衰老，养阴护宫，对更年期天癸渐绝、肾阳虚衰之症有良好的效果。

【定位】

位于腰部，当后正中线上，第2腰椎棘突下凹陷处。

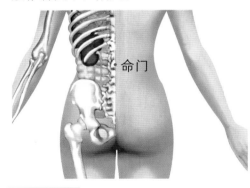

命门

【主治】

腰脊强痛，下肢痿痹；月经不调，赤白带下，痛经，经闭，不孕；遗精，阳痿，精冷不育，小便频数；小腹冷痛，腹泻。

【功效】

固本温中，滋阴降火。

【日常保健】

按摩：用拇指揉按命门穴100～200次，力度先由轻至重，再由重至轻，手法连贯，以局部有酸、麻、胀感为宜。长期坚持，可治疗月经不调、痛经、经闭等。

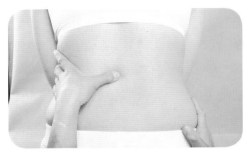

艾灸：艾炷灸或温针灸3～5壮，艾条灸10～20分钟，每日灸1次。可治疗月经不调、痛经、赤白带下等。

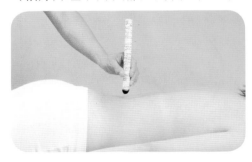

【配伍】

命门＋足三里＋公孙

三穴配伍，具有温补脾肾、壮阳除湿的功效，主治腰冷肢寒、痛经、情绪低落、腹泻、水肿等更年期诸症。

命门＋肾俞＋关元

三穴配伍，具有补肾强腰、益气壮阳的功效，主治腰背冷痛、痛经、夜尿频多、性冷淡等更年期诸症。

肾俞穴
强腰利水补肾气

肾俞穴属足太阳膀胱经，为肾之背俞穴，善于外散肾脏之热，培补肾元。刺激肾俞穴可以调补肾气，能促进肾脏的血流量，改善肾脏的血液循环，缓解更年期引起的眩晕、头痛、烦躁易怒等不适。

【定位】

位于腰部，当第 2 腰椎棘突下，旁开 1.5 寸。

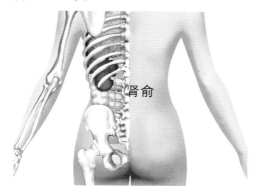

肾俞

【主治】

头晕，耳鸣，耳聋，腰酸痛；遗尿，遗精，阳痿，早泄，不育；月经不调，带下，不孕；消渴。

【功效】

益肾助阳，强腰利水。

【日常保健】

按摩：用手指按揉肾俞穴，至出现酸胀感，且腰部微微发热，每日坚持，能够治疗月经量少、性欲减退、腰膝酸软等症。

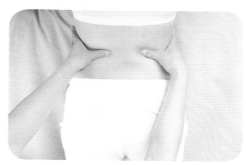

艾灸：艾炷灸或温针灸 3 ~ 5 壮，艾条灸 10 ~ 20 分钟，每日灸 1 次。具有滋阴补肾的功能，可改善腰膝酸软、水肿等症。

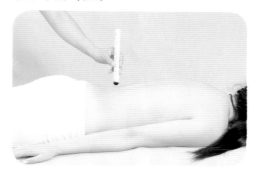

【配伍】

肾俞 + 命门 + 关元

三穴配伍，具有益气助阳、补肾壮腰的功效，主治性冷淡、月经不调、阴虚水泛、腰酸背痛、低血压等更年期诸症。

肾俞 + 肝俞 + 三阴交

三穴配伍，具有疏肝调压、补益肝肾的功效，主治更年期肝肾阴虚、肝阳上亢引起的头晕耳鸣、心烦易怒等症。

关元俞穴

调理下焦补元气

关元俞穴属足太阳膀胱经，刺激该穴可调节小腹部之阳气，热甚则泻之，寒则补之，可缓解更年期烦躁易怒、肠道不适、泌尿道感染、生殖器官功能下降、性冷淡等。

【定位】

位于腰骶部，当第5腰椎棘突下，后正中线旁开1.5寸。

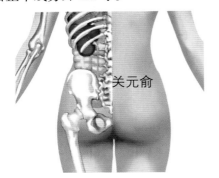

关元俞

【主治】

腹泻；前列腺炎；夜尿症；慢性盆腔炎，痛经。

【功效】

培补元气，调理下焦。

【日常保健】

按摩：用手指按揉关元俞穴，至出现酸胀感，且腰部微微发热，每日坚持，能够治疗性冷淡、烦躁易怒、泌尿道感染等。

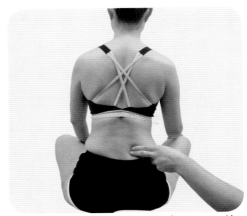

艾灸：艾炷灸或温针灸3～5壮，艾条灸10～20分钟，每日灸1次。治疗腹泻、夜尿症、慢性盆腔炎等。

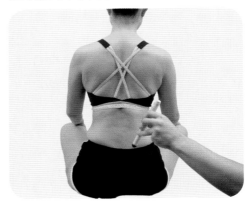

【配伍】

关元俞＋照海＋涌泉

三穴配伍，具有滋阴益肾、清热理气的功效，主治月经不调、便秘、心烦易怒、潮热汗出等更年期诸症。

关元俞＋肾俞＋关元

三穴配伍，具有补肾壮阳、调理下焦的功效，主治腹泻、下腹冷痛、痛经、性冷淡、夜尿频多等更年期诸症。

第四节　四肢部穴位

内关穴

宁心安神少抑郁

内关穴属手厥阴心包经，为心包经之络穴，亦为八脉交会穴之一，与阴维脉相通。该穴是全身强壮要穴，能调和脏腑阴阳气血、疏通经脉，刺激该穴，对更年期情志不畅、失眠、心悸等有一定的效果。

【定位】

位于前臂前区，腕掌侧远端横纹上2寸，掌长肌腱与桡侧腕屈肌腱之间。

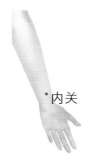

·内关

【主治】

心痛，胸闷，心动过速或过缓，胃痛，呕吐，呃逆；中风，偏瘫，眩晕，偏头痛，失眠，郁证，癫狂痫；肘臂挛痛。

【功效】

宁心安神，理气止痛。

【日常保健】

按摩：用拇指指腹揉按内关穴100～200次，力度适中，手法连贯，以局部有酸胀感为宜。每日坚持，能够缓解眩晕、胸闷、心痛、失眠等。

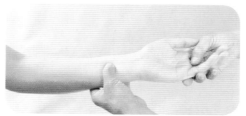

艾灸：艾炷灸或温针灸3～5壮，艾条灸10～15分钟，每日灸1次。治疗心痛、痛经、郁证、癫狂痫等。

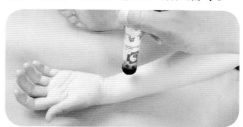

【配伍】

内关 + 足三里 + 三阴交

三穴配伍，具有健脾和胃、行气宽胸的功效，主治恶心欲呕、腹胀纳差、焦虑、胸闷汗出等更年期诸症。

内关 + 神门 + 心俞

三穴配伍，具有清心安神、理气通络的功效，主治胸闷恶心、烦躁、盗汗、心悸、失眠、健忘等更年期诸症。

劳宫穴

清心安神治失眠

劳宫穴属手厥阴心包经穴，为心包经之荥穴，刺激劳宫穴，可清心热、泻肝火、祛风通络，对更年期情绪异常、失眠烦躁、胸闷心悸等有良好的效果。

【定位】

位于掌区，横平第3掌指关节近端，第2、第3掌骨之间偏于第3掌骨。

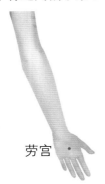

劳宫

【主治】

中风，昏迷，中暑，心痛，烦闷，癫狂痫；口疮，口臭；鹅掌风。

【功效】

提神醒脑，清心安神。

【日常保健】

按摩：采用按压、揉擦等方法，左右手交叉进行，每穴各操作10分钟，每日2～3次，可治疗失眠、神经衰弱等症。

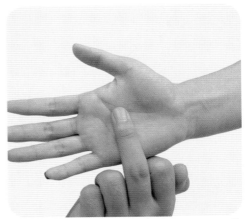

艾灸：艾条温和灸灸10～15分钟，每日灸1次。治疗烦闷、心痛、癫狂痫等。

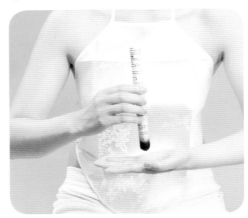

【配伍】

劳宫+章门+肝俞

三穴配伍，具有清肝理气、通络安神的功效，主治肝郁气滞导致的纳差、胸闷、焦虑、抑郁、失眠等更年期诸症。

劳宫+神门+涌泉

三穴配伍，具有清热通络、宁心安神的功效，主治心肾不交导致的胸闷、心悸、盗汗、失眠等更年期诸症。

神门穴

调理气血安心神

神门穴属手少阴心经，是心经的原穴，刺激该穴有宁心安神等功效，常用于改善更年期失眠、心悸、心烦等与神志相关的疾病。

【定位】

位于腕部，腕掌侧横纹尺侧端，尺侧腕屈肌腱的桡侧凹陷处。

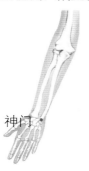

神门

【主治】

心病，心烦，惊悸，怔忡，健忘，失眠，癫狂痫；胸胁痛。

【功效】

调理气血，安神定志。

【日常保健】

按摩：一手拇指掐住神门穴大约30秒，然后松开5秒，反复操作，直到出现酸、麻、胀感觉为止，左右手交替进行。能防治前臂麻木、失眠、健忘等病症。

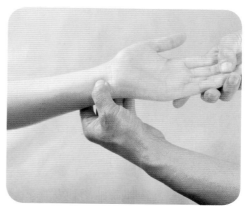

艾灸：艾条温和灸灸神门穴，每日灸1次，每次灸5～15分钟。可缓解健忘、失眠、癫狂等症状。

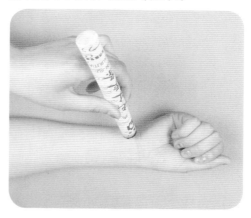

【配伍】

神门+内关+肝俞

三穴配伍，具有疏肝理气、清心安神的功效，主治肝气郁结导致的心悸、胸痛、失眠等更年期诸症。

神门+三阴交+照海

三穴配伍，具有滋补肝肾、清心安神的功效，主治心肾不交导致的胸闷、眩晕、抑郁、失眠等更年期诸症。

血海穴

活血化瘀调经血

血海穴属足太阴脾经，名意指本穴为脾经所生之血的聚集之处。具有调血的作用，刺激本穴位增进血液循环，可以有效缓和虚冷与经血量异常等，治疗血分诸疾，对更年期阴血亏虚诸症有良好的治疗作用。还具美化女性皮肤、改善脸上斑点的作用。

【定位】

位于大腿内侧，髌底内侧端上2寸，当股四头肌内侧头的隆起处。

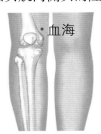

【主治】

月经不调，痛经，经闭等妇科病；瘾疹，湿疹，丹毒等血热型皮肤病；膝股内侧痛。

【功效】

活血化瘀，调经止痛。

【日常保健】

按摩：用双手拇指沿顺时针方向按揉血海穴约1分钟，然后沿逆时针方向按揉约1分钟，以局部出现酸、麻、胀感觉为佳。可治疗血热型月经不调、崩漏、经闭等症。

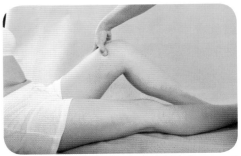

艾灸：艾条温和灸每日灸1～2次，每次灸20分钟左右，灸至皮肤产生红晕为止。可以疏散风邪、培元补气，可治疗腰膝酸软、月经不调、痛经等。

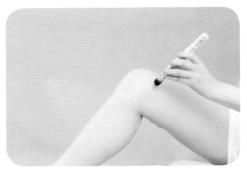

【配伍】

血海＋足三里＋关元

三穴配伍，具有益气固本、统血调经的功效，主治崩漏、子宫下垂等更年期诸症。

血海＋三阴交＋肾俞

三穴配伍，具有滋补肝肾、调经固经的功效，主治腰膝酸软、月经不调、痛经、绝经等更年期诸症。

足三里穴

健脾和胃调经带

足三里为足阳明胃经之合穴，是五输穴之一，"合治内腑"凡六腑之病皆可用之，是一个强壮身心的大穴。故刺激足三里穴具有健脾和胃、生化气血的功效，可缓解更年期胃肠神经官能症、泌尿生殖系统不适、内分泌失调等诸多症状。

【定位】

位于小腿前外侧，当犊鼻下 3 寸，距胫骨前缘 1 横指（中指）。

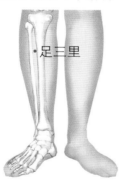

足三里

【主治】

胃痛，呕吐，噎膈，腹胀，腹泻，痢疾，便秘；下肢痿痹；癫狂；乳痈，肠痈；虚劳诸证，为强壮保健要穴。

【功效】

调理脾胃，补中益气，通经活络。

【日常保健】

按摩：每日用大拇指或中指按压足三里穴一次，每次每穴按压 1 ~ 3 分钟，每分钟按压 15 ~ 20 次，长期坚持，可改善月经不调、带下、盆腔炎等病症。

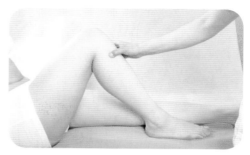

艾灸：每周用艾条温和灸灸足三里穴 1 ~ 2 次，每次灸 15 ~ 20 分钟。坚持 2 ~ 3 个月，有理脾胃、调气血、补虚弱之功效。

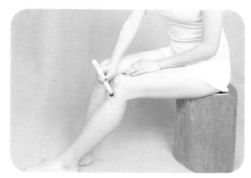

【配伍】

足三里 + 关元 + 复溜

三穴配伍，具有健脾益气、利水消肿的功效，主治高血压、带下、肾炎、水肿等更年期诸症。

足三里 + 三阴交 + 带脉

三穴配伍，具有健脾益肾、行气调经的功效，主治月经不调、痛经、尿频、腰背酸痛等更年期诸症。

阴陵泉穴

健脾利湿疗肥胖

阴陵泉穴属足太阴脾经，为脾经之合穴，善于调节脾肾的功能。脾主运化水湿，肾为水脏，主津液，它们在调节体内水液平衡方面，起着极为重要的作用。常用于治疗更年期肥胖、脾胃病，水液代谢失调等。位于膝下，刺激此穴，可缓解膝关节肿痛。

【定位】

位于小腿内侧，当胫骨内侧踝后下方凹陷处。

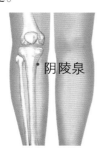

阴陵泉

【主治】

腹胀，泄泻；水肿；黄疸；小便不利或失禁；膝痛。

【功效】

清利湿热，健脾理气，益肾调经，通经活络。

【日常保健】

按摩：用拇指指腹按揉阴陵泉穴100～200次，早晚各1次，按至局部有酸胀感为宜，可治疗小便不畅、水肿、膝痛。

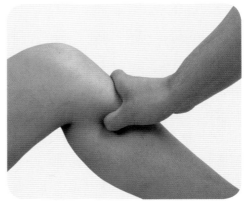

艾灸：艾条温和灸每日灸1～2次，每次灸20分钟左右，灸至皮肤产生红晕为止。可治疗肥胖、膝关节肿痛等。

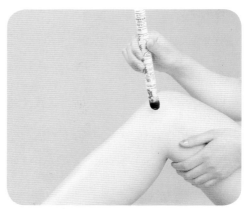

【配伍】

阴陵泉 + 足三里 + 三阴交

三穴配伍，具有健脾理气、利水渗湿的功效，主治消化不良、肥胖、腹泻、腹胀等更年期诸症。

阴陵泉 + 肾俞 + 关元

三穴配伍，具有益气壮阳、利水消肿的功效，主治肾炎、颜面水肿、尿潴留、腰背冷痛等更年期症状。

复溜穴

滋阴清热补肾气

复溜穴属足少阴肾经，刺激此穴，可补益肾之阴阳，对更年期天癸渐衰、肾气肾精不足之症有很好的效果。且位于足踝上方，还可用于治疗足部不适。

【定位】

位于小腿内侧，太溪直上2寸，跟腱的前方。

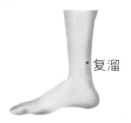

【主治】

泄泻，肠鸣，水肿，腹胀，腿肿，盗汗，脉微细时无，身热无汗；腰脊强痛。

【功效】

补肾益阴，温阳利水。

【日常保健】

按摩：以拇指指腹点揉复溜穴，点揉的力度要均匀、柔和、浸透，使力深达深层部分，以有酸痛感为佳。早晚各一次，每次点揉3～5分钟，两边复溜穴替换点揉。每日坚持，能治疗腿肿、盗汗。

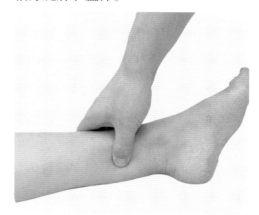

艾灸：艾条温和灸每日灸复溜穴1次，每次灸10分钟左右。具有补肾滋阴的功效，治疗肾虚头痛、腰脊强痛。

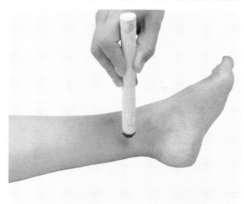

【配伍】

复溜+三阴交+然谷

三穴配伍，具有补益肾精、利水消肿的功效，主治潮热盗汗、肾虚水肿、脚气等更年期诸症。

复溜+关元+气海

三穴配伍，具有补益肾气、利尿通淋的功效，主治尿频、尿急、热淋、带下、自汗等更年期诸症。

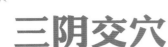

三阴交穴

调补肝肾调经带

三阴交穴属足太阴脾经，为足三阴经（肝、脾、肾）的交会穴，是妇科的首选要穴，具有双向调节作用，刺激该穴可疏调足三阴之经气，能健脾胃、益肝肾、补气血、调经水，对治疗更年期内分泌失调、月经不调、高血压、高血脂、失眠焦虑等症效果显著。

【定位】

位于小腿内侧，当足内踝尖上3寸，胫骨内侧缘后方。

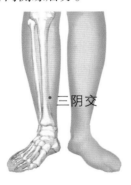

三阴交

【主治】

肠鸣，腹胀，腹泻；月经不调，带下，阴挺，不孕，滞产；遗精，阳痿，遗尿；心悸，失眠，高血压；下肢痿痹；阴虚诸证。

【功效】

健脾和胃，调补肝肾，行气活血，疏经通络。

【日常保健】

按摩：用拇指指腹按揉或者是以食指指端对三阴交穴进行点按刺激，按摩时间以1分钟为好。可治疗肝郁化热型月经不调、腹胀、腹泻、心悸、失眠、高血压等。

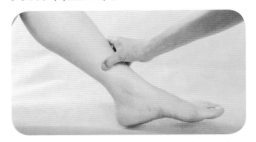

艾灸：宜采用温和灸。每日灸1次，每次灸10～15分钟，灸至皮肤产生红晕为止。可改善月经不调、带下、心悸、失眠等病症。

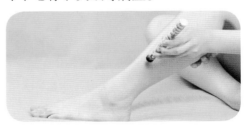

【配伍】

三阴交＋关元＋肾俞

三穴配伍，具有健脾补肾、益气助阳的功效，主治短气懒言、免疫力低下、腹泻、水肿、痛经等更年期诸症。

三阴交＋带脉＋子宫

三穴配伍，具有滋补肝肾、通络调经的功效，主治腰膝酸软、月经不调、痛经、带下等更年期诸症。

太冲穴

—— 疏肝养血调经带

太冲穴属肝经，为肝脏原气留止之处，有疏肝养血的作用，擅长治疗因肝经病变所引起的月经不调、痛经、经闭、带下等。还有平肝潜阳、行气解郁之功，按之可疏解心胸的不适感，是治疗高血压病的要穴。刺激该穴，还能增强性能力。

【定位】

位于足背侧，当第 1 跖骨间隙的后方凹陷处。

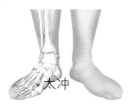

太冲

【主治】

中风，癫狂痫，小儿惊风，头痛，眩晕，耳鸣，目赤肿痛，口喎，咽痛；月经不调，痛经，经闭，崩漏，带下，难产；黄疸，胁痛，腹胀，呕逆；癃闭，遗尿；下肢痿痹，足跗肿痛。

【功效】

回阳救逆，调经止淋。

【日常保健】

按摩：用拇指指腹按揉太冲穴，每日按揉 3 次，每次 100 下，可给心脏供血，对情绪压抑、生闷气后产生的反应有疏泄作用。也治疗月经不调、痛经、经闭、崩漏、带下、头晕、头痛等病症。

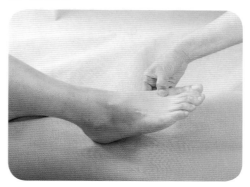

艾灸：每日温和灸灸太冲穴 10 ~ 20 分钟，具有调理气血、平肝息风的功效。也治疗月经不调、头痛、高血压、癫狂、痫证等病症。

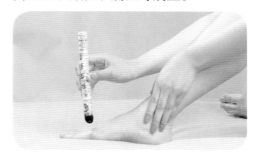

【配伍】

太冲 + 三阴交 + 血海

三穴配伍，具有疏肝行气、理血调经的功效，主治心烦易怒、月经不调、痛经、带下等更年期诸症。

太冲 + 心俞 + 肝俞

三穴配伍，具有疏肝解郁、清热行气的功效，主治高血压、失眠烦躁、焦虑抑郁、月经不调等更年期诸症。

公孙穴

健脾益胃解心烦

公孙穴属足太阴脾经，为足太阴之络穴，运化脾经之气强，可预防肝气犯脾胃，造成脾胃不和的各种症状，也可用以调理脾，使其调理水液等功能运作顺畅，所以有兼治更年期脾胃肠腑病症、神志病症、冲脉病症的功效。

【定位】

位于第 1 跖骨底的前下缘赤白肉际处。

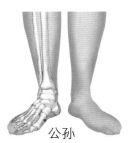

公孙

【主治】

胃痛，呕吐，腹痛，腹泻，痢疾；心烦，失眠，狂证；逆气里急，气上冲心（奔豚气）。

【功效】

健脾益胃，通调经脉。

【日常保健】

按摩：用拇指指尖垂直按揉公孙穴，每次 1 ~ 3 分钟，能抑制胃酸分泌、缓解胃痛等症状。

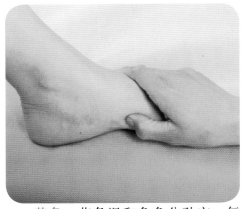

艾灸：艾条温和灸灸公孙穴，每日灸 1 次，每次灸 10 分钟左右，灸至皮肤产生红晕为止。可治疗胃痛、呕吐、水肿、泄泻等病症。

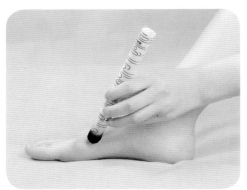

【配伍】

公孙 + 肾俞 + 关元

三穴配伍，具有益气补肾、健脾和胃的功效，主治脾肾阳虚导致的腹满纳差、腰酸膝冷等更年期诸症。

公孙 + 内关 + 足三里

三穴配伍，具有健脾和胃、理气宽胸的功效，主治脾胃不和、情绪低落、心烦失眠等更年期诸症。

照海穴

滋阴清热调经带

照海穴属足少阴肾经，八脉交会穴之一，通阴跷脉。能畅情志、利咽喉、调经通淋，可用于治疗更年期失眠、焦虑、咽异物感、月经不调等。因位于足踝附近，还可用于治疗足部不适。

【定位】

位于足内侧，内踝尖下方凹陷处。

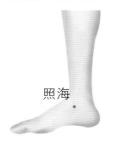

照海

【主治】

咽喉干燥，痫证，失眠，嗜卧，惊恐不宁，目赤肿痛；月经不调，痛经，赤白带下，阴挺，阴痒；疝气；小便频数；不寐；脚气。

【功效】

滋阴清热，调经止痛。

【日常保健】

按摩：用拇指或中指指腹用力按揉照海穴 100 ~ 200 次，每日坚持，能够治疗失眠、惊恐不宁、小便频数等症。

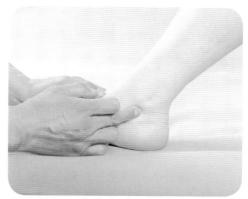

艾灸：艾炷灸或温针灸 3 ~ 5 壮；艾条温和灸 5 ~ 10 分钟。每日一次，可改善月经不调、痛经、赤白带下、小便频数等病症。

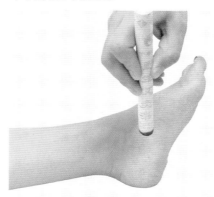

【配伍】

照海 + 合谷 + 劳宫

三穴配伍，具有清热泻火、通络止痛的功效，主治眩晕、高血压、咽喉炎、目赤、头痛等更年期诸症。

照海 + 三阴交 + 肾俞

三穴配伍，具有滋阴益肾、清热调经的功效，主治咽干口苦、腰膝酸软、月经不调、赤白带下等更年期诸症。

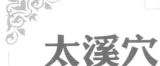

太溪穴

调补肾气清虚火

太溪穴为足少阴原穴，被称为"人体第一大补穴"。刺激太溪穴可激活人体肾经的经气，疏通整条肾经，对全身都有调理作用，对更年期肾虚火旺之眩晕、耳鸣、咽痛等有良好的效果。位于足踝附近，还可用于治疗足部不适。

【定位】

位于足内侧，内踝后方与脚跟骨筋腱之间的凹陷处。

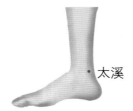

太溪

【主治】

头痛，目眩，失眠，健忘，遗精，阳痿；咽喉肿痛，齿痛，耳鸣，耳聋；咳嗽，气喘，咯血，胸痛；消渴，小便频数，便秘；月经不调；腰脊痛，下肢厥冷，内踝肿痛。

【功效】

滋补肾阴，调经止痛。

【日常保健】

按摩：用拇指点压太溪穴30秒，随即沿顺时针方向按揉约1分钟，然后沿逆时针方向按揉约1分钟，以局部出现酸、麻、胀感觉为佳。能够治疗月经不调、失眠、耳鸣、头痛、眩晕。

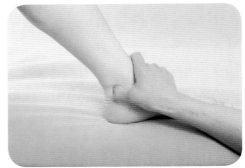

艾灸：艾炷灸或温针灸3～5壮；艾条灸5～10分钟。每日一次，可改善各种肾虚引起的妇科疾病。

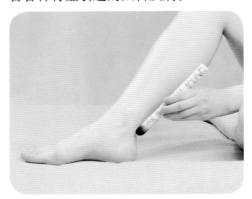

【配伍】

太溪 + 神门 + 照海

三穴配伍，具有滋阴清热、宁心安神的功效，主治心烦易怒、失眠健忘、咽异物感等更年期诸症。

太溪 + 三阴交 + 肾俞

三穴配伍，具有滋阴益肾、清热通络的功效，主治头晕耳鸣、咽痛、月经不调等更年期诸症。

涌泉穴

益肾强腰，清利头脑

涌泉穴为肾经经脉的第一穴，为肾经井穴，是人体长寿大穴，有"百病从脚起"之说，经常按摩此穴，则肾精充足，耳聪目明，精力充沛，性功能强盛，腰膝壮实不软，行走有力，对更年期肾精不足之症有良好的效果。

【定位】

位于足底部，卷足时足前部凹陷处，约当第 2 、第 3 趾缝纹头端与足跟连线的前 1/3 与后 2/3 交点上。

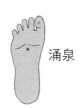

涌泉

【主治】

昏厥，中暑，小儿惊风，癫狂痫，头痛，头晕，目眩，失眠，咯血，咽喉肿痛，喉痹，失音；大便难，小便不利；奔豚气，足心热。

【功效】

滋肾益阴，平肝息风。

【日常保健】

按摩：用大拇指从足跟向足尖方向搓涌泉穴约 1 分钟，然后按揉约 3 分钟。搓涌泉穴具有使肾阴和肾阳旺盛的作用，从而治疗失眠、头晕等症。

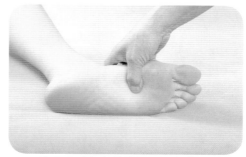

艾灸：每日艾条温和灸灸 1 次涌泉穴，每次灸 10 分钟，可改善头顶痛、喉痹、腹胀等病症。

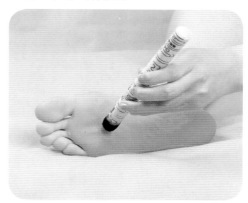

【配伍】

涌泉 + 三阴交 + 肾俞

三穴配伍，具有滋阴益肾、清热通络的功效，主治潮热盗汗、心烦失眠、月经不调、腰膝酸软等更年期诸症。

涌泉 + 神门 + 内关

三穴配伍，具有清热利咽、宁心安神的功效，主治高血压、慢性咽炎、失眠、焦虑、头痛等更年期诸症。

第五章

中医辨证治疗——让你远离更年期烦恼

肝肾阴虚型

头晕耳鸣，烦躁易怒

主要证候：头晕头痛，耳鸣耳聋，腰膝酸软，精神抑郁，烦躁易怒，头面部烘热潮红，阵发汗出，口干渴，手足心热，大便干，小便黄，月经紊乱或绝经，舌红少苔，脉弦或细数。

治疗法则：滋养肝肾，清肝舒肝。

方药举例：丹栀逍遥散（《医统》）。

【组成】当归、柴胡各9克，白芍、白术、茯苓、牡丹皮各10克，薄荷2克，甘草3克，栀子8克，煨姜3片。

【用法】水煎服。

【加减】头痛明显加龟甲、石决明、珍珠母；血压高者加川牛膝、黄芩、夏枯草；失眠者加生龙齿、夜交藤、酸枣仁；心烦焦躁明显者加莲子心、黄连、竹叶心；四肢瞤动抽搐或麻痹者加赤芍、鸡血藤、丹参、桑枝。

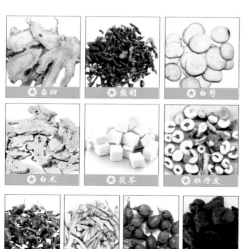

★当归 ★柴胡 ★白芍
★白术 ★茯苓 ★牡丹皮
★薄荷 ★甘草 ★栀子 ★煨姜

按摩疗法

按揉三阴交穴

【定位】位于小腿内侧，当足内踝尖上3寸，胫骨内侧缘后方。

【按摩】用拇指指腹按揉三阴交穴3～5分钟，以局部有酸胀感、发热为宜。

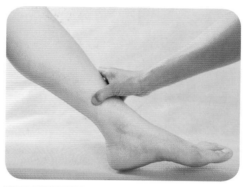

按揉肾俞穴

【定位】位于腰部，当第2腰椎棘突下，旁开1.5寸。

【按摩】用拇指指腹按揉肾俞穴约2分钟。以局部有酸、麻、胀感并持续向腹部渗透为有效。

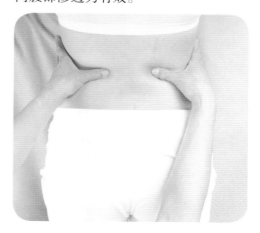

按揉肓俞穴

【定位】位于腹中部，当脐中旁开0.5寸。

【按摩】用拇指指腹按揉肓俞穴3～5分钟，以局部有酸胀感、发热为宜。

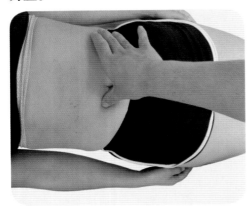

按揉照海穴

【定位】位于足内侧，内踝尖下方凹陷处。

【按摩】用拇指或中指指腹用力按揉照海穴3～5分钟，以局部有酸胀感、发热为宜。

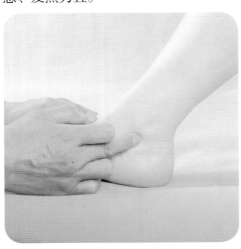

专家解析

头晕目眩加肝俞穴，烦热盗汗加内关穴，腰膝酸软加关元俞穴，月经不调加血海穴。

艾灸疗法

艾灸三阴交穴

【定位】位于小腿内侧，当足内踝尖上3寸，胫骨内侧缘后方。

【艾灸】艾条温和灸灸三阴交穴5～10分钟，灸至皮肤红润为止，每日1次。

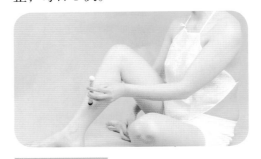

艾灸肾俞穴

【定位】位于腰部，当第2腰椎棘突下，旁开1.5寸。

【艾灸】艾条温和灸灸肾俞穴5～10分钟，灸至皮肤红润为止，每日1次。

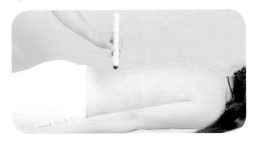

艾灸肓俞穴

【定位】位于腹中部，当脐中旁开 0.5 寸。

【艾灸】艾条温和灸灸肓俞穴 5 ~ 10 分钟，灸至皮肤红润为止，每日 1 次。

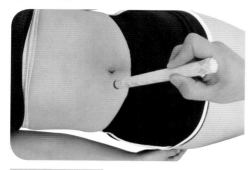

艾灸关元穴

【定位】位于脐下 3 寸，腹中线上。

【艾灸】艾条温和灸灸关元穴 5 ~ 10 分钟，灸至皮肤红润为止，每日 1 次。

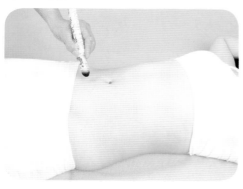

专家解析

头晕目眩加太冲穴，烦热盗汗加复溜穴，腰膝酸软加气海俞穴，月经不调加照海穴。

肝气郁结型

情志不畅，气血不通

主要证候：月经先后不定期，量或多或少，或已绝经，胸胁胀满，全身不适，情绪不稳，急躁易怒，精神抑郁，舌红，苔白，脉弦。

治疗法则：疏肝解郁。

方药举例：柴胡疏肝散（《医学统旨》）。

【组成】柴胡、陈皮（醋炒）各 6 克，川芎、枳壳、芍药、香附各 4.5 克，炙甘草 1.5 克。

【用法】水煎取药汁。每日 1 剂，分 2 次服用。

【加减】若胁肋痛甚者，酌加郁金、青皮、当归、乌药等以增强其行气活血之力；肝郁化火者，可酌加栀子、黄芩、川楝子以清热泻火。

★ 柴胡

★ 陈皮

★ 川芎

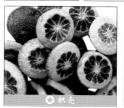
★ 枳壳

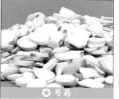
★ 芍药

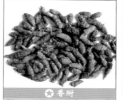
★ 香附

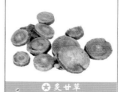
★ 炙甘草

按摩疗法

按揉三阴交穴

【定位】位于小腿内侧，当足内踝尖上 3 寸，胫骨内侧缘后方。

【按摩】用拇指指腹按揉三阴交穴 3 ~ 5 分钟，以局部有酸胀感、发热为宜。

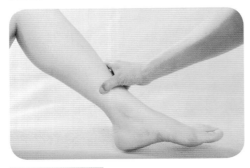

按揉肝俞穴

【定位】位于背部，当第 9 胸椎棘突下，旁开 1.5 寸。

【按摩】用拇指指腹按揉肝俞穴 100 ~ 200 次，以局部有酸胀感、发热为宜。

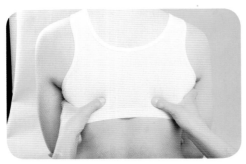

按揉章门穴

【定位】位于侧腹部，当第 11 肋游离端的下方。

【按摩】用拇指或中指指腹按揉章门穴 100 ~ 200 次，以局部有酸胀感、发热为宜。

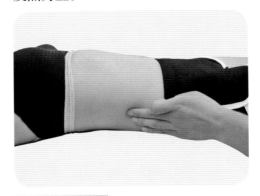

按揉期门穴

【定位】位于胸部，当乳头直下，第 6 肋间隙，前正中线旁开 4 寸。

【按摩】用双手拇指缓缓按摩期门穴 100 ~ 200 次，以局部有酸胀感、发热为宜。

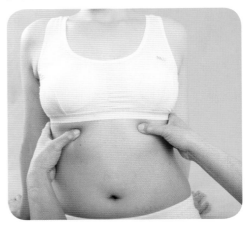

> 专家解析
>
> 情志抑郁可加厥阴俞穴，月经不调加带脉穴，胸胁胀痛加膻中穴，尿赤便干加曲池穴。

艾灸疗法

艾灸章门穴

【定位】位于侧腹部，当第 11 肋游离端的下方。

【艾灸】艾条温和灸灸章门穴 5 ~ 10 分钟，灸至皮肤红润为止，每日 1 次。

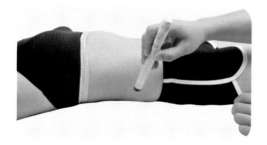

艾灸期门穴

【定位】位于胸部，当乳头直下，第 6 肋间隙，前正中线旁开 4 寸。

【艾灸】艾条温和灸灸期门穴 5 ~ 10 分钟，灸至皮肤红润为止，每日 1 次。

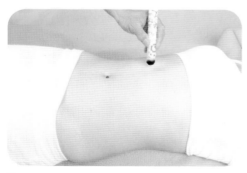

艾灸太冲穴

【定位】位于足背侧，当第 1 跖骨间隙的后方凹陷处。

【艾灸】艾条温和灸灸太冲穴 5 ~ 10 分钟，灸至皮肤红润为止，每日 1 次。

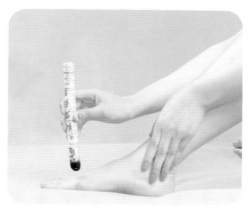

艾灸三阴交穴

【定位】位于小腿内侧，当足内踝尖上 3 寸，胫骨内侧缘后方。

【艾灸】艾条温和灸灸三阴交穴 5 ~ 10 分钟，灸至皮肤红润为止，每日 1 次。

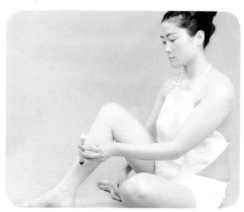

┌─ 专家解析 ─────────
情志抑郁可加百会穴，胸胁胀痛加内关穴，尿赤便干加阴陵泉穴，月经不调加照海穴。
└────────────────

刮痧疗法

刮拭章门穴

【定位】位于侧腹部，当第 11 肋游离端的下方。

【刮痧】用面刮法从上而下刮拭章门穴 3 ~ 5 分钟，隔天 1 次。

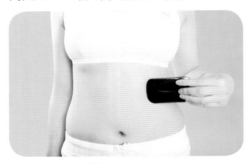

刮拭期门穴

【定位】位于胸部，当乳头直下，第 6 肋间隙，前正中线旁开 4 寸。

【刮痧】用面刮法从上而下再由内到外刮拭期门穴 3 ~ 5 分钟，隔天 1 次。

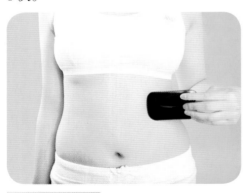

刮拭太冲穴

【定位】位于足背侧，当第 1 跖骨间隙的后方凹陷处。

【刮痧】用角刮法从跖趾关节向足尖方向刮拭太冲穴 3 ~ 5 分钟，隔天 1 次。

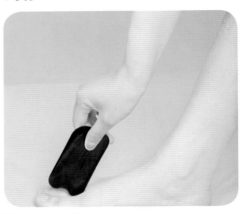

刮拭肝俞穴

【定位】位于背部，当第 9 胸椎棘突下，旁开 1.5 寸。

【刮痧】用面刮法从上而下刮拭肝俞穴 3 ~ 5 分钟，隔天 1 次。

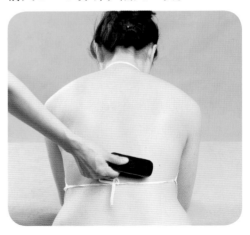

专家解析

胸胁胀痛加阳陵泉穴，尿赤便干加偏历穴，情志抑郁加四神聪穴，月经不调加带脉穴。

心肾不交型

心悸怔忡，多梦易惊

主要证候：头晕头痛，耳鸣耳聋，腰膝酸软，面部烘热，阵发汗出，心悸怔忡，虚烦不眠，多梦易惊，口舌生疮，小便短赤，月经紊乱或绝经，舌红少苔，脉细数。

治疗法则：养阴清热，交通心肾。

方药举例：天王补心丹（《世医得效方》）。

【组成】西洋参5克另煎冲服，玄参、茯神、天冬、麦冬、酸枣仁、生地黄、茯苓、阿胶各10克，丹参8克，五味子9克，远志6克，柏子仁15克，黄连3克。

【用法】水煎服。

【加减】恐惧不安者加龙骨、生牡蛎、琥珀；忧虑悲伤，善泣不寐，神不守舍者，加生龙骨、珍珠母、石菖蒲、合甘麦大枣汤（由浮小麦、大枣、甘草组成）；汗多者加浮小麦；皮肤瘙痒者加牡丹皮、赤芍、白蒺藜、蝉衣、乌梢蛇；阴部干燥发痒者加苦参、何首乌藤、桑寄生。

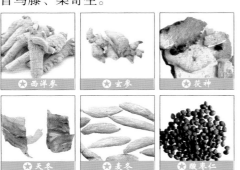

★西洋参　★玄参　★茯神
★天冬　★麦冬　★酸枣仁

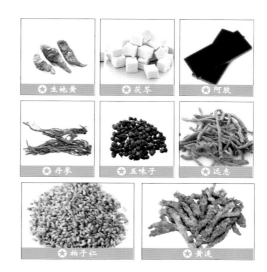

★生地黄　★茯苓　★阿胶
★丹参　★五味子　★远志
★柏子仁　★黄连

按摩疗法

弹拨神门穴

【定位】位于腕部，腕掌侧横纹尺侧端，尺侧腕屈肌腱的桡侧凹陷处。

【按摩】用拇指弹拨神门穴片刻，然后松开，反复10～15次。

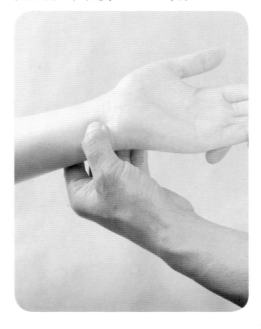

按揉三阴交穴

【定位】位于小腿内侧，当足内踝尖上 3 寸，胫骨内侧缘后方。

【按摩】用拇指指腹按揉三阴交穴 3 ～ 5 分钟，以局部有酸胀感、发热为宜。

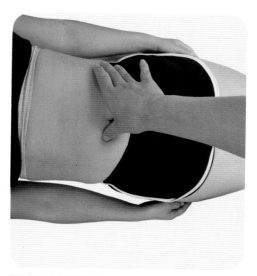

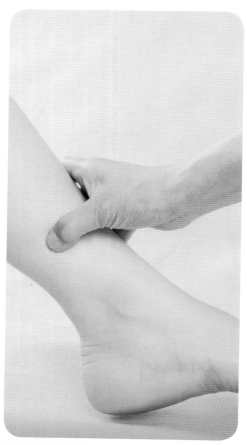

按揉肾俞穴

【定位】位于腰部，当第 2 腰椎棘突下，旁开 1.5 寸。

【按摩】用拇指指腹按揉肾俞穴约 2 分钟。以局部有酸、麻、胀感并持续向腹部渗透为有效。

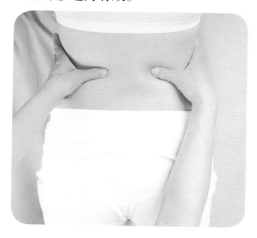

按揉肓俞穴

【定位】位于腹中部，当脐中旁开 0.5 寸。

【按摩】用拇指指腹按揉肓俞穴 3 ～ 5 分钟，以局部有酸胀感、发热为宜。

专家解析

潮热盗汗加内关穴，失眠多梦加心俞穴，腰膝酸软加关元穴。

艾灸疗法

艾灸肾俞穴

【定位】位于腰部,当第2腰椎棘突下,旁开1.5寸。

【艾灸】艾条温和灸灸肾俞穴5~10分钟,灸至皮肤红润为止,每日1次。

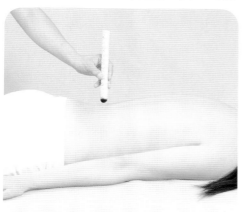

艾灸神门穴

【定位】位于腕部,腕掌侧横纹尺侧端,尺侧腕屈肌腱的桡侧凹陷处。

【艾灸】艾条温和灸灸神门穴5~10分钟,灸至皮肤红润为止,每日1次。

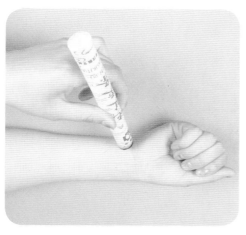

艾灸内关穴

【定位】位于前臂前区,腕掌侧远端横纹上2寸,掌长肌腱与桡侧腕屈肌腱之间。

【艾灸】艾条温和灸灸内关穴5~10分钟,灸至皮肤红润为止,每日1次。

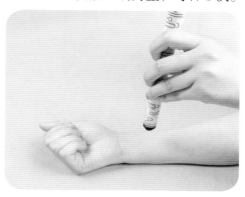

艾灸三阴交穴

【定位】位于小腿内侧,当足内踝尖上3寸,胫骨内侧缘后方。

【艾灸】艾条温和灸灸三阴交穴5~10分钟,灸至皮肤红润为止,每日1次。

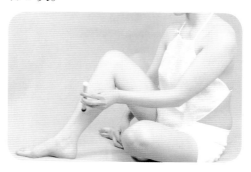

专家解析

潮热盗汗加复溜穴,失眠多梦加劳宫穴,腰膝酸软加肓俞穴。

刮痧疗法

刮拭劳宫穴

【定位】位于掌区，横平第3掌指关节近端，第2、第3掌骨之间偏于第3掌骨。

【刮痧】用角刮法从上到下刮拭劳宫穴3~5分钟，隔天1次。

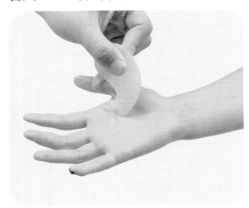

刮拭三阴交穴

【定位】位于小腿内侧，当足内踝尖上3寸，胫骨内侧缘后方。

【刮痧】用角刮法从上到下刮拭三阴交穴3~5分钟，隔天1次。

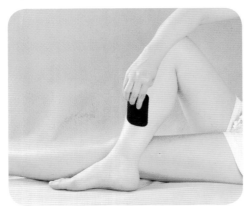

刮拭神门穴

【定位】位于腕前区，腕掌侧远端横纹尺侧端，尺侧腕屈肌腱的桡侧缘。

【刮痧】用角刮法从上到下刮拭神门穴3~5分钟，隔天1次。

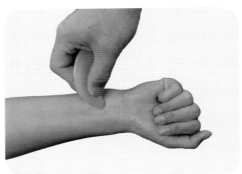

刮拭肾俞穴

【定位】位于腰部，当第2腰椎棘突下，旁开1.5寸。

【刮痧】用面刮法从上到下刮拭肾俞穴，以出痧为度，隔天1次。

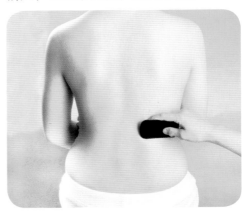

> **专家解析**
>
> 潮热盗汗加复溜，失眠多梦加内关，腰膝酸软加命门。

脾肾阳虚型

面浮肢肿，畏寒肢冷

主要证候：面色㿠白，畏寒肢冷，腰膝酸软，气短懒言，面浮肢肿，食小便溏，夜尿频多，性欲低下，月经色淡或绝经，舌淡嫩，苔白润，脉细无力。

治疗法则：温肾壮阳，益气健脾。

方药举例：右归丸（《景岳全书》）。

【组成】熟地黄、山茱萸、枸杞子、菟丝子、莲肉、茯苓各 10 克，白术 9 克，山药 12 克，杜仲、仙茅、淫羊藿各 8 克。

【用法】水煎服。

【加减】尿频失禁者加益智仁、乌药；肥胖者去熟地黄，加陈皮、苍术、法半夏。

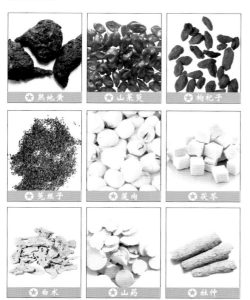

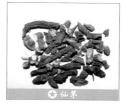
★仙茅

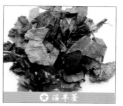
★淫羊藿

按摩疗法

按揉足三里穴

【定位】位于小腿前外侧，当犊鼻下 3 寸，距胫骨前缘 1 横指（中指）。

【按摩】用拇指指腹按揉足三里穴100 ~ 200 次，以局部有酸胀感为宜。

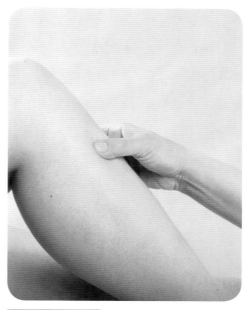

按揉肾俞穴

【定位】位于腰部，当第 2 腰椎棘突下，旁开 1.5 寸。

【按摩】用拇指指腹按揉肾俞穴约2 分钟，以局部有酸、麻、胀感并持续向腹部渗透为有效。

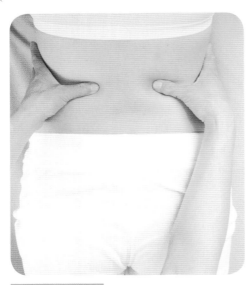

按揉命门穴

【定位】位于腰部，当后正中线上，第 2 腰椎棘突下凹陷处。

【按摩】用拇指按顺时针方向按揉命门穴约 2 分钟，然后按逆时针方向按揉约 2 分钟。

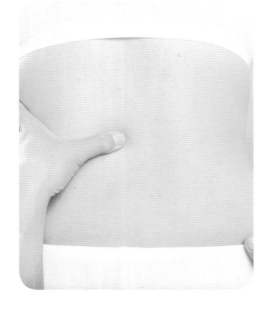

按揉关元俞穴

【定位】位于腰骶部，当第 5 腰椎棘突下，后正中线旁开 1.5 寸。

【按摩】用拇指指腹按揉关元俞穴 2 ～ 3 分钟，以局部有酸、麻、胀感为有效。

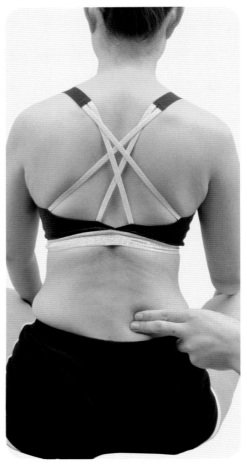

专家解析

畏寒乏力加气海俞穴，腹胀纳差加公孙穴，腰酸水肿加三阴交穴，月经不调加血海穴。

艾灸疗法

艾灸关元穴

【定位】位于脐下 3 寸，腹中线上。

【艾灸】艾条温和灸灸关元穴5 ～ 10分钟，灸至皮肤红润为止，每日 1 次。

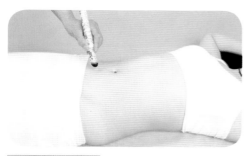

艾灸命门穴

【定位】位于腰部，当后正中线上，第2腰椎棘突下凹陷处。

【艾灸】艾条温和灸灸命门穴5 ～ 10分钟，灸至皮肤红润为止，每日 1 次。

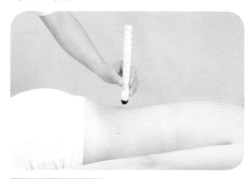

艾灸肾俞穴

【定位】位于腰部，当第2腰椎棘突下，旁开1.5寸。

【艾灸】艾条温和灸灸肾俞穴5 ～ 10分钟，灸至皮肤红润为止，每日 1 次。

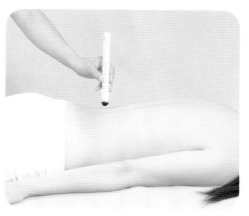

艾灸脾俞穴

【定位】位于背部，当第11胸椎棘突下，旁开1.5寸。

【艾灸】艾条温和灸灸脾俞穴5 ～ 10分钟，灸至皮肤红润为止，每日 1 次。

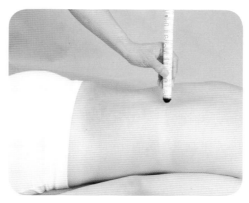

┌─ 专家解析 ─
　　胃寒乏力加神阙穴，腹胀纳差加足三里穴，腰酸水肿加三阴交穴，月经不调加阴市穴。
└

肾阴阳两虚型

头晕耳鸣，发枯齿疏

主要证候：面色晦暗，头晕耳鸣，腰膝酸软，发枯齿疏，夜尿频多，性功能减退，月经紊乱或绝经，舌淡苔白，尺脉弱。

治疗法则：补肾填精。

方药举例：赞育丹（《景岳全书》）。

【组成】熟地黄、杜仲、肉苁蓉、白术、枸杞子、山茱萸、韭子各10克，当归、巴戟天肉、蛇床子各9克，淫羊藿、仙茅各8克，制附子8克（或加人参5克，鹿茸1克冲服），肉桂5克。

【用法】水煎服。

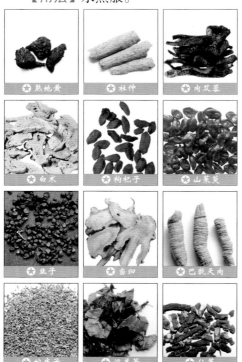

★熟地黄　★杜仲　★肉苁蓉
★白术　★枸杞子　★山茱萸
★韭子　★当归　★巴戟天肉
★蛇床子　★淫羊藿　★仙茅

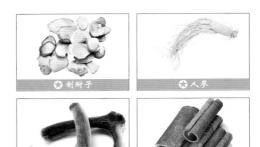

★制附子　★人参
★鹿茸　★肉桂

按摩疗法

按揉三阴交穴

【定位】位于小腿内侧，当足内踝尖上3寸，胫骨内侧缘后方。

【按摩】用拇指指腹按揉三阴交穴3～5分钟，以局部有酸胀感、发热为宜。

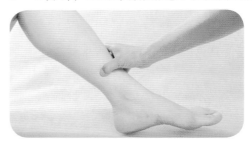

按揉足三里穴

【定位】位于小腿前外侧，当犊鼻下3寸，距胫骨前缘1横指（中指）。

【按摩】用拇指指腹按揉足三里穴100～200次，以局部有酸胀感为宜。

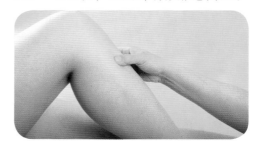

按揉肾俞穴

【定位】位于腰部，当第 2 腰椎棘突下，旁开 1.5 寸。

【按摩】用拇指指腹按揉肾俞穴约 2 分钟，以局部有酸、麻、胀感并持续向腹部渗透为有效。

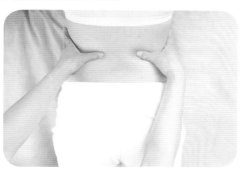

按揉命门穴

【定位】位于腰部，当后正中线上，第 2 腰椎棘突下凹陷处。

【按摩】用拇指按顺时针方向按揉命门穴约 2 分钟，然后按逆时针方向按揉约 2 分钟。

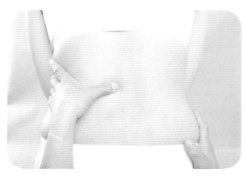

专家解析

眩晕耳鸣加太溪穴，形寒腰冷加神阙穴，虚烦盗汗加内关穴，月经不调加子宫穴。

艾灸疗法

艾灸三阴交穴

【定位】位于小腿内侧，当足内踝尖上 3 寸，胫骨内侧缘后方。

【艾灸】艾条温和灸灸三阴交穴 5 ~ 10 分钟，灸至皮肤红润为止，每日 1 次。

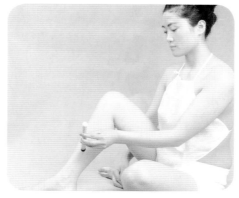

艾灸关元穴

【定位】位于脐下 3 寸，腹中线上。

【艾灸】艾条温和灸灸关元穴 5 ~ 10 分钟，灸至皮肤红润为止，每日 1 次。

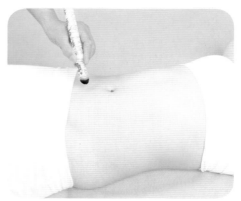

艾灸肾俞穴

【定位】位于腰部，当第2腰椎棘突下，旁开1.5寸。

【艾灸】艾条温和灸灸肾俞穴5～10分钟，灸至皮肤红润为止，每日1次。

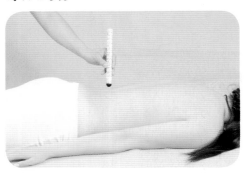

艾灸命门穴

【定位】位于腰部，当后正中线上，第2腰椎棘突下凹陷处。

【艾灸】艾条温和灸灸命门穴5～10分钟，灸至皮肤红润为止，每日1次。

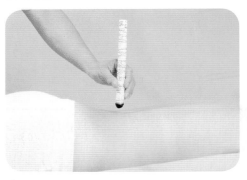

专家解析

眩晕耳鸣加太冲穴，形寒腰冷加神阙穴，虚烦盗汗加复溜穴，月经不调加血海穴。